こころの免疫学

藤田紘一郎

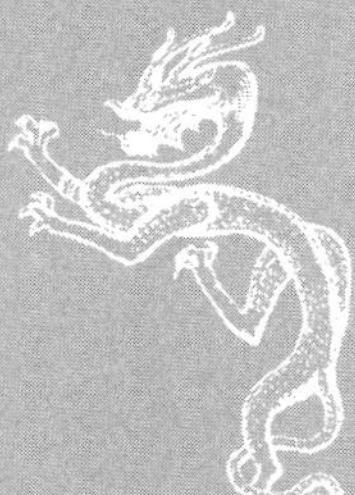

新潮選書

はじめに

最近の精神科領域では、「リジリエンス」という言葉が注目されている。アメリカのオバマ大統領が就任時に行なった施政方針演説のなかで使われ、有名になった。辞書を調べると、弾力性、あるいは回復力などと説明されている。精神科領域での統一された定義づけはまだのようだが、ストレスフルな状況や逆境に陥ったときでも、それを撥ねのけて回復していく力、あるいはその回復過程自体をさすものとされている。

「リジリエンス」が精神医学で最初に使われたのは小児精神医学で、一九九〇年代のことである。未熟児として生れることや貧困家庭での生活、あるいはトラウマとなってしまうような体験などは、子どものからだの発達や精神保健上のリスクとなる。しかし、リスクを抱えながらも、それに屈することなく撥ね返す力を持ち、順調に成長できる子どもがいる。このような「逆境にもかかわらず、よく社会適応をすること」を「リジリエンス」といったようだ。

しかし近頃では、ＰＴＳＤ（心的外傷後ストレス障害）やうつ病などの多様な精神疾患において、予防から治療までの長いスパンで人間本来の回復力を引き出すことが「リジリエンス」だと理解されるようになってきた。そして、「リジリエンス」は「こころの病」の防御因子としても注目されてきている。私は、この場合は「こころの免疫力」のことではないかと考えている。

私たちは現在、一人ひとりが激しい競争にさらされ消費され、心身が疲弊する時代に生きている。日本の自殺者数は一九九八年から十三年連続して年間三万人を超え、うつ病の患者数は二〇〇八年には一〇〇万人を超えた。また、凶悪犯罪が増え、親による子どもへの虐待などの悲惨なニュースが毎日のように伝えられている。

このような状況に陥ってしまった要因は、日本人全体の「こころの免疫力」の低下ではないかと思われる。この状況を打開するためには、人間が本来持っている「こころの回復力」を引き出す、新しいパラダイムが必要なのではないか。それは、ある意味では、生きるということの原点を見つめ直すことなのかもしれない。

ところで、この十年間で二倍以上増えた疾患をご存じだろうか。それは、アトピーや喘息などのアレルギー性疾患と、うつなどの「こころの病」である。これらの病気は、五十年前の日本にはほとんど見られなかった。私は、アレルギー性疾患と「こころの病」が同じように増加したのは、現代日本人の免疫力が急激に低下したことが原因ではないかと考えている。

日本が世界一清潔な国であることに異を唱える人は少ないだろう。しかし、その清潔志向は異常ともいえるものがある。それは、ヒトにとって必要不可欠な腸内細菌が安心して腸内に住むことができないような事態までも引き起こしているのだ。その結果として、日本人はヒトが本来持っている免疫システムが弱まり、アレルギー性疾患に苦しめられることになってしまったのである。

現代社会はストレスに満ち、心底から笑える機会もめっきり減ってしまっている。その結果、体ばかりでなく、「こころの免疫力」も低下し、うつなどの「こころの病」が増加しているのではないか。

免疫系はこれまで、病原微生物や腫瘍などの非自己に対する生体防御機構として、生体のなかで唯一、脳に支配されないシステムだと考えられてきた。しかし、最近の研究で、免疫系は決して自律的に営まれるのではなく、脳の支配やホルモンにも影響を受けていることがわかってきた。また、脳と免疫系が互いに情報をやりとりしていること、脳の機能も免疫系の影響を受けていることが明らかにされている。つまり、体ばかりでなく、こころの問題についても、両者は互いに影響しあっていると考えられるのだ。こうした状況のなかで、「精神神経免疫学」という新しい学問分野も誕生している。

これまでの精神医学では、多くの精神疾患は脳の脆弱性と、心理社会的な有害因子、つまりストレスとの相互作用によって発症するという説が支配的で、精神科や心療内科で行なわれている治療は、投薬とカウンセリングが中心である。しかし、私は、そのような方法だけでは、「こころの病」は治らないと考えている。「こころの病」は単に脳の問題だけではない。免疫系、つまり食べ物や腸内細菌までも含めた、体全体の問題なのである。「こころの病」の治療は、精神科の医者任せにしてしまうのではなく、人間本来の回復力を引き出すために、当事者が自分自身をトータルに見つめ直すことが必要なのだ。

海外に目を向けてみれば、現在、イタリアには公立の精神病院に通う患者は一人もいない。また、アメリカ、イギリス、フランスなどの先進国では、精神科の病床数が急激に減少している。しかし、日本では増加し続けている。これは、「こころの病」が精神科任せにされていることを象徴するものだろう。

私は、現在所属している人間総合科学大学で、大学院生たちに精神神経免疫学の講義を行ない、「こころの免疫力」が「こころの病」を回復させる可能性に取り組んでいる。「こころの病」の治療には、あらゆる角度から病気にアプローチする「全体的な治療」が求められるが、そこでの基本理念として有効と思えるものに、ヴェルトハイマーというドイツの心理学者が掲げた「ゲシュタルト主義」という考え方がある。これは、「全体は部分の総和以上のものである」とするもので、私はこの考え方こそが、「こころの病」を治す基本だと確信している。

本書では、免疫系が「こころの状態」にどのように関わっているのか。どうすれば、「こころの病」を回復させることができるのか。また、こころを健康に保つにはどうすればよいのか。そして、その根拠となる精神神経免疫学について、分かりやすく紹介したい。

こころの免疫学＊目次

はじめに　3

第一章　「こころの病」は個性である……13

「爆発」を繰り返す人　見捨てられる不安とパニック障害　リジリエンスを引き出す　「降りてゆく生き方」　「爆発」と引きこもり　愛情でうつは治せるか　うつ病は薬では治せない　自殺の陰に過剰な投薬　深刻化する「こころの病」　うつ病患者はなぜ増えたのか　世界一清潔な国が作ったうつ病　こころの不調の多くは個性　「べてるの家」　こころの免疫力と認知行動療法

第二章　幸せは腸から……45

投薬やカウンセリング以外の治療法　腸は「第二の脳」　糞便の量が示す腸内細菌の減少　プレバイオティクスとは

腸内細菌のエサになる糖アルコール　日本人の食物繊維摂取量　「日本人がメキシコ人より死ぬ」理由　心理研究所で乳酸菌の研究　乳酸菌で豚がおとなしくなった　乳酸菌の効用　セロトニンの九五パーセントが腸で作られている　ストレスの腸内細菌叢への影響　HPA軸と腸内細菌　心地よさを記憶する物質　アレルギー性疾患の増加

第三章　こころの健康は食べ物から……………………79

「こころの病」を防いでいた日本の伝統食　砂糖がキレる若者を作る　糖質制限食で体もこころも快適に　脂肪もたんぱく質も脳のエネルギー　糖尿病とうつ病の関係　スローリリース食品　ナイアシンが幻覚や妄想を抑える　ストレス増大時の脳の栄養　コレステロールとうつ病の関係　油と脂肪　脳機能と不飽和脂肪酸　脳にダメージを与えるトランス脂肪酸　免疫の低下とトランス脂肪酸　フライドポテトが腐らない　「こころの病」は栄養で治せるか

第四章　共生する「こころの病」……113
正気と狂気の境界　バイオフィルム　共通言語で場をつくる　当事者の力に支えられる精神医療　こころがノーという時　リカバリーという考え方　精神病院を捨てたイタリア、捨てない日本　狂気とは何か　地域精神保健活動の充実　「富士モデル」　町が大きなホスピタル

第五章　精神神経免疫学とは何か……139
行動療法の基本概念は「免疫」　「ホメオスタシスの三角形」　精神免疫学から精神神経免疫学へ　免疫反応をコントロールするには　こころと体とを結ぶ腸　個体統御システム　脳と体は対話している　免疫系は脳にも情報を伝える　免疫系情報伝達物質もうつ病を誘導　ストレスによる内分泌細胞の反応　ストレスによる免疫低下　こころの動きと免疫反応　プラスのイメージでがんを抑える　西洋医学の限界と東洋医学

終　章　リジリエンスで、「こころの病」から生還……………175
悪循環から抜け出せない　「あるがまま」を引き出す　「認知のゆがみ」に気づく　リジリエンスを高める
おわりに　181
参考文献　185

こころの免疫学

本書を人間総合科学大学久住眞理学長に捧げる

第一章　「こころの病」は個性である

「爆発」を繰り返す人

まず、私が見聞した「こころの病」の事例を紹介しながら、話を進めていくことにしよう。最初に登場するのは、ある医科大学の心療内科の教授である石川卓（仮名）五十五歳と、本田理絵（仮名）三十七歳である。

「見捨てるくらいなら、殺してよ！」

「お前が悪いなんて言わないで！」

「治るように努力しろなんて言わないで！」

理絵はそう叫んで、石川教授に向かって、机の上のコップを投げつけた。コップは激しい音を立てて割れ、床に飛び散った。石川教授が続けて何か言おうとすると、理絵はそれを遮るように大声でわめく。

石川教授との会話で、見捨てられるというニュアンスを少しでも感じ取ると、理絵はいきなり「爆発」し、パニック状態になった。それが一ヶ月に一度くらいの割合で突然起こるのだ。「爆発」する直前まで理絵は明るく、悩んでいる素振りなどまったく見せない。しかし、突然

「爆発」するのだ。そのたびに石川教授は、「それはあなたが悪いのだから、こうしてはどうだろうか」などと提案するのだが、そんな言葉を聞くと、理絵はさらに凶暴になった。

本田理絵は看護師と心理カウンセラーの資格を持っている。実は、理絵のこころの悩みを聞いているうちに、二人は特別な関係になっていた。

心療内科で長年診察してきた石川教授でも、身近にいる理絵の「爆発」を止めることはできなかった。しかし、何度も経験しているうちに、次第に冷静に彼女を観察できるようになり、「どういう時にそんな気持ちになるのか」、「なぜそうなるのか」と聞くことによって、理絵は落ち着いて冷静に話せるようになることがわかってきた。コミュニケーションの断絶と自分が見捨てられてしまうのではないかという不安が、彼女の「爆発」の誘因となっていたのだ。

また、理絵が訴える不安には、次のようなものもあった。「人混みが歩けない」、「明るすぎる照明がダメ」、「デパートがこわい」、「買い物ができない」、「お金を使うことに罪悪感がある」、「他人に近づくのがイヤ」、「セックスも肌に触られるのがこわい」、「もちろん性器は見せたくない、触られるのもイヤ」、「でもセックスは人をつなぎとめる手段だと思っている」、「人を信用できない、でも孤独はもっとつらい」などである。

石川教授は、理絵がなぜこのような状況になってしまったのか、その生い立ちから辿ってみることにした。

見捨てられる不安とパニック障害

理絵の不安は、幼い頃の生活環境から生まれたもののように思われた。理絵は、三人兄弟の真ん中として、栃木県で生まれた。彼女以外は男である。父は大きな会社を経営していたが、彼女が小学二年の時に倒産してしまった。その後は両親が二人とも家を離れて働きに出ることになり、理絵が食事から洗濯まで、家事一切をしなければならなくなった。

家計に余裕はなかったので、洋服やオモチャなど女の子が欲しがるものはまったく買ってもらえなかった。しかも、両親は二人の男の子を溺愛していたから、彼女はとにかく男になりたかったという。「女はダメだ」という無言のメッセージを受けているように感じて、髪はショートカットにしていたし、スカートは一度もはいたことがなかった。

しかし、きれいな洋服を着て親に可愛がられている女の子を見ればうらやましいと思い、孤独を感じた。この頃から、両親に見捨てられるのではないかという不安を抱えるようになっていたと思われる。

中学・高校時代を通して友だちは少なく、退屈な毎日を過ごしたという。中学二年の時、それまで症状はまったくなかったのだが、脊椎側彎症と診断されて大学病院で精密検査を受けることになった。その結果、手術が必要だと診断され、自己血輸血のために月に四〇〇ｃｃの血液を予め採血しておくことになった。吐き気を催すほど辛い採血が一年間続いた。高校一年の時に、背骨にチタンの棒を入れる後方固定術を受けることになり、半年間の休学を余儀なくされた。このために勉強も遅れ、友だちもますますできなくなり、なおさら孤独を感じるようになった。一方、この手術がきっかけで、看護師をめざすことになった。

専門学校に三年間通って看護師の資格を取り、健康診断を業務とする会社に就職した。しかし、その会社は二年で辞めてしまった。次に病院で看護師として働いたが、そこも一年しか続けられず、再び健診の会社で働くが、そこもやはり二年で辞めてしまった。いずれも人間関係がうまくいかないことと、仕事がきついことが原因だった。

結婚は漠然と二十五歳ぐらいまでにはと考えていたとおりになった。相手は健診会社の一歳下の同僚である。ところが、結婚後すぐに夫は仕事を辞めてしまった。

彼女自身もやはり職場に馴染めないと感じていたので、もしかしたら自分には医療関係の仕事は向いていないのかもしれないと考え、今度はパソコンスクールの講師になることにした。しかし、ここでも厳しいノルマと人間関係で疲れる毎日を過ごすことになる。帰宅するのがいつも深夜になるほど頑張って働いた。一方、夫はその後勤めには出るものの、どこも長続きしない。自分の収入はないのに、パチンコなどに通う毎日が続いていた。

この頃から、夫としばしば口論するようになった。そして「爆発」が起こったのである。口論からつかみ合いの喧嘩になり、グラスなどをぶつけて壊し、大声でわめいた。

ある夜、机に向って仕事をしていた時、ふと夫のだらしない姿が目に入った理絵は、突然胸が苦しくなり、息ができなくなった。「死にたい」という気持ちが強くなり、本当にここで死んでしまうかもしれない、と思ったという。

この発作は、それから頻繁に起こるようになった。平日はもちろん、休日に会社に近づくだけでも胸が苦しくなる。このままでは大変なことになってしまうかもしれない、と不安を覚えた理絵は、思い切って同僚の一人に相談してみることにした。

リジリエンスを引き出す

注意深く周囲の人たちを観察してみると、パソコンスクールの講師のなかには、うつで悩んでいる人が多かった。仕事中に突然泣き出してしまう人もいた。理絵が自分の状態について相談した同僚は、自分自身も近くの心療内科で薬を処方してもらっていると話し、「薬を飲んでみたらどうか」とアドバイスしてくれた。

そこで、インターネットで評判のよい病院を探し、診察を受けてみることにした。病院の医師は簡単な問診と脳波測定をしただけで、彼女の話をあまり聞くこともなくすぐに、パキシル（SSRI）、ソラナックス、デパス、筋弛緩薬など五種類以上の薬を処方した。早速飲んでみたが、気分が晴れることはないまま、体がぐったりとしてしまった。

また、診察の時に医師が、「何が苦しいのか」、「何が原因だと思うのか」などについて、一切聞いてくれないのも不満だったが、すがることができる相手がいないなかで、彼女の病気を治そうとしてくれる先生がいるというだけで救われるような気持ちがした。

その後、夫の就職先が千葉市に決まったことで転機が訪れた。夫は研修で十ヶ月間千葉市にある宿舎から出られないということなので、その間、理絵は語学研修を目的にオーストラリアに留学することにしたのだ。

オーストラリアには、日本や韓国、中国などから大勢の留学生が来ていた。オーストラリアに行っても、やはり不安な気持ちは続いており、薬も飲み続けていたが、半年くらいで薬は止めることにした。自分よりも深刻な悩みを抱えている日本人留学生がいることを知り、自分の悩みなどたいしたことはないという気がしてきたのだ。しかし、オーストラリアでも自分の居場所がないという気持ちは消えることはなく、いつも孤独感にさいなまれ、イライラしていた。

留学期間の十ヶ月があと一ヶ月で終わろうという時、夫から国際電話がかかってきた。就職するのを止めたというのだ。理絵は急遽帰国し、当然のことながら夫とは口論になった。夫はその日の夜、家を出たまま帰ってこなかった。さすがに心配になって探すと、近くの公園に車がとめてあり、その中で夫が手首を切っていた。幸い命に別状はなかった。

この事件後、理絵は離婚を決意、アパートを借り、殺風景な部屋にオーストラリアから持ち帰った荷物を持ち込んで一人で暮らすことになった。不安でたまらず、一週間くらい泣いてばかりいた。

ほどなく、東京で病院の看護師の仕事を見つけた。通勤に片道二時間半かかったが、東京に勤めているという気持ちの張りもあり、比較的元気に過ごすことができた。その間、オーストラリアにいた頃にチャットしていた京都の男友だちが訪ねてくることがあり、寂しさと不安から彼に頼ろうとしたが、付き合いは半年ほどしか続かなかった。この時も、見捨てられるのではないかという不安でいたたまれない思いがしていた。

石川教授は、理絵の話を聞いているうちに、彼女の場合は、この状態を「こころの病」ととらえるよりも、むしろ一種の「個性」と考えるほうがよいのではないかと思うようになっていった。彼女は子どもの頃の体験から、「見捨てられるのではないかという不安」が人一倍強い。その不安をうまくコントロールできないために「爆発」してしまうのだ。「こころの悩み」をストレートに行動に出してしまわないようにするには、リジリエンス、つまり、「こころの免疫力」をつければよいのではないかと考えたのである。

「降りてゆく生き方」

石川教授は、理絵のリジリエンスを引き出す最適の方法は何かと考えた。彼女の「爆発」の根底にある、「見捨てられるかもしれないという不安」を感じさせないようにするにはどうすればよいのか。提案や批判が「爆発」の引き金になってしまうことは経験済みだったので、彼女をとがめるような言葉は控え、彼女が辛い過去について自然に話せるような雰囲気を作るように心がけた。

このような対応によって、次第に「爆発」を起こす回数は減っていき、「人混みが歩けない」、「他人に近づくのがこわい」といったパニック障害も少しずつ緩和されていった。しかし、理絵のリジリエンスを最も高めたのは、彼女が幼い頃から抱いていた「常に向上心を持って働き続けなければならない」という固定観念が解きほぐされたことだった。

それは、日本青年館で開かれた「『生き方』の祭典」という催しに参加した時のことだった。これは「降りてゆく生き方」という映画の公開一周年記念のイベントで、映画の上映と「『生き方』スペシャルトーク」の二部で構成されていた。

トークショーには、映画に登場する全国の「生き方のモデル」たちが一堂に会していた。映画の主役を務めた武田鉄矢さん、奇跡のリンゴを作った木村秋則さん、発酵道の酒造家・寺田啓佐さん、無肥料自然栽培の伝道師・河名秀郎さん、浦河べてるの家の向谷地《むかいやち》生良《いくよし》さん、降りてゆく選挙で当選した篠田昭・新潟市長などである。

そのなかで理絵が最も感動したのは、篠田市長の選挙を陰から支えた清水義晴さんの「変革は弱いところ、小さいところ、遠いところから」という言葉だったという。「生き方のモデル」たちの話を聞くことによって、「常に上を目指して一生懸命働かなければ、人間の価値はない」という固定観念から解放されたという。「降りてゆく生き方」にも十分価値があることを納得したのだ。

映画「降りてゆく生き方」を製作し、脚本も担当した森田貴英さんは、「脱・グローバリズム」「脱・格差社会」に向けて、その思いを熱く語った。

「第二次世界大戦後、日本人は物質的、経済的な豊かさを求めて必死に努力を続けてきた。それは、まさに『昇っていく時代』だった。『物質的に豊かになれば幸福になれる』と信じていたのである。

やがて日本は世界でも有数の豊かな国になり、金やモノを手に入れることはできた。しかし、幸せになれただろうか。物質的な豊かさを追求しても幸福感を得るのはむずかしいことが明らかとなった。グローバリズムの名の下に膨張してきた金融資本主義は破綻し、その余波は日本経済を直撃した。経済成長はピークを過ぎて下り坂となり、失業率は一向に下がらず、格差は広がるばかりだ。

我々は『降りてゆく時代』に生きているのである。本当に必要なものが何かに気づき、足もとをしっかりと確かめながら、降りてゆくことが必要なのだ。人とのつながりを大切にして助け合いながら、自然と共生する生き方をすればいい」

森田さんの話を聞いた理絵は、「新しい生き方」がきっと見つかるに違いないと、それまで感じたことのない安心感に包まれたという。

「爆発」と引きこもり

次に、水野久美（仮名）という五十五歳の女性と、その夫の例を紹介したい。彼女は音楽療法を兼ねたピアノ教室を主催している。

「あなたの元の夫が自殺したという知らせを受けた時、どんな気持ちがしましたか」と私が尋ねると、「自分でもびっくりするほど冷静でした」と彼女は答えた。

「何の感情も起こらなかったのですか」と重ねて聞くと、「そうです。たぶん、愛情がなかったからでしょう」という。

久美は元の夫とスキー場で知り合った。スキーのインストラクターをしていた彼と七年ほど付き合って結婚したのだが、結婚生活は長くは続かず、三年で離婚してしまった。原因は夫がまったく働かなくなったこと、そして重度のうつ状態で、ちょっとしたことですぐに怒り出す「爆発」をたびたび起こすようになったことだった。ある時、夕飯に散らし寿司とおでんを用意していたのだが、帰宅した夫は「なんだ、おかずはこれだけか」といって、いきなり、散らし寿司をおでんのなかに入れてしまったという。そして、テーブルのコップを床に叩きつけ、それを片付けようとした自分の母親を突き飛ばした。小柄な母親は冷蔵庫まで飛んでいった。

このような夫の「爆発」は、ささいなことが原因で起こった。突然怒り出す。物を投げつけるなど、暴れて手に負えない状態になるのだが、ひとしきり怒った後はすぐ反省して、おとなしくなる。

うつ状態になると、仕事に行かないどころではない。トイレにも行かず、食事もせず、二日間ベッドから出ないこともあった。こんな状態の後では、当然体力がなくなり消化力も落ちてしまうため、うつ状態後の最初の食事はいつもおかゆだった。少し話ができるようになると、明日は起きるからと穏やかにいうのだが、翌朝になると、また起きられなくなって、自分を責めながらずっと寝ているという日々が続いた。

こんな状態を心配した久美は、夫を有名な精神科医の診療所に連れて行くことにした。初めての診察は、久美にとって惨めなものだった。彼女が「夫がいつまでも寝ていて困る。仕事をしないので生活ができない」と訴えると、先生は、「あなたは健康で、彼は病気だということを忘れないで」と久美を叱り、「起きられるようになるまで、寝かせてあげなさい」といったのである。それを聞いた夫は久美に、先生の言葉で神様にでも逢ったような晴れやかな気分になったといったそうだ。

そんな夫の反応をみて、久美はもしかしたら、「ものの考え方を変える」ことを教える認知療法が夫には合っているのかもしれないと考えた。

カリフォルニアで、「うつの心理療法」を行なっているウイリアム・グラッサー博士によれば、「うつ病は不幸の症状である」という。つまり、人が不幸であると思うと、あたかも脳が病気のように振舞って、うつなどの症状が出現するというのである。もしそうだとすれば、うつ病が薬で治るというのはあり得ないことになる。

愛情でうつは治せるか

夫がうつ病になった原因について、その有名な精神科医は彼の生い立ちに問題があると指摘した。

彼は姉と妹に挟まれた一人息子だった。子どもの頃から、母親の言うとおりに行動し、そうすれば必ず褒められた。母親からは「あなたは頭がよくて、とても良い子だ」といわれ続けていた。事実、中学校までは学年トップの成績で、有名私立高校にも一番の成績で合格した。しかし、彼は「いつも良い子で、良い成績を取る」というプレッシャーにしだいに耐えられなくなっていった。

高校で山岳部に入部したことがきっかけで、それまでまっすぐだった彼の道がまがりはじめた。母親、姉、妹など女性に囲まれて育った環境から一転、そこは男だけの忍耐力が勝負のような世界だった。山岳部のトレーニングは厳しく、勉強する時間などないほどで、部活から疲れて帰ると、倒れるように眠ってしまうような毎日が続いた。夏休みなどには合宿があり、家にほとんど帰らないこともあった。そんな生活のなかで、初めて母親をうっとうしく思うようになったのである。

当然のことながら、学校の成績は落ちてしまい、母親は山岳部を辞めさせようとした。しかし、彼は初めて自分で選んだ道をそのまま進みたかった。今まで母親のいいなりだったことに気づいたのだ。自分は頭がよく、天才だと思っていたのが間違いだったことにも気づいた。

そして、「あなたは頭がいい」と母親が嘘をついていたのだと考えた。反抗期の始まりである。彼は母親に暴力を振るうようになった。母親はうろたえるばかりで、二人の関係は悪化する一方だった。

彼は、そのような過去を久美にずっと隠していた。結婚して半年経った頃、久美は初めて彼の暴力を目にした。ひとたび再発した後は、平気で母親に暴力を振るうようになり、彼のうつの症状は強くなっていった。

彼にとって、山岳部の印象はとても強かったらしく、うつ状態になると学生時代に戻ってしまう。部屋にこもり、ガスバーナーでインスタントラーメンをこっそり作ることもあった。まるで山でビバークするように部屋でひっそりと一ヶ月ほど暮らすのだ。

初めのうち久美は面倒を見るつもりで、夫に接していた。うつ状態の時も平常と同じように接してくれる人を必要とすることを夫の態度から理解していたからである。

精神科医の一回目の診察で、抗うつ剤が処方された。初めて抗うつ剤を飲んだ時、その効き目は素晴しいものだった。本人もびっくりするほど目覚めがよく、久しぶりに普通の人に戻った感じがしたという。しかし、それは一日だけのことだった。二度目以後は久美がいくら薬を飲んだらと勧めても、頑として飲むことを拒んだ。それは二度目に薬を飲んだ時に、症状が改善されないどころか、ひどい脱力感に襲われたためだった。

そして、二度目以降の診察は、久美が一人で行くことになった。ずっと起きられない状態が続いており、ひとたび症状が出ると、一年も続くことがあった。認知療法を受けさせたいと思っても、夫は家から出ることさえできない。

久美は、うつ病の人の面倒を見ようなどと、軽く考えてはいけないことを痛感していた。健康な人には、うつ病の人のこころの状態をなかなか理解できないことがわかったのだ。「励ましてはいけない」、「せかしてはいけない」、「意欲が出るまで放っておきなさい」。久美には、とてもそのような寛大な気持ちを持ち続けることはできなかった。

ついに久美は離婚を決意した。離婚後半年ほどは、毎日彼から日に何度も電話がかかってきたが、半年を過ぎると、電話は途切れがちになった。彼の母親からは、彼が自殺未遂を繰り返しているので帰ってきてほしいと懇願された。これまで以上に暗い一年だった。

いつの間にか彼からの電話がなくなり、数年後にかかってきた電話で少しだけ話をした。彼の死体が新潟の沖合で見つかったのは、離婚の二十年後のことだった。

うつ病は薬では治せない

現在、うつ病になる人が増え続けている。まるで流行病のようだ。うつ病の患者数は、二〇〇八年に一〇〇〇万人を超え、しかも、患者の二人に一人は再発し、三人に一人は薬が効かないといわれている。

うつ病が「こころのカゼ」と呼ばれるようになったのは、九〇年代後半のことだ。誰でもかかるが、適切な治療を受け休養を取れば、「必ず治る病気」と考えたから、「こころのカゼ」と呼んだのだ。しかし、実際は、うつ病はカゼではなかった。二人に一人は再発し、四人に一人は治療を二年以上続けても治らない状態なのである。

「薬を飲めばすぐに治る」はずだったのに、一向に回復しない人も多く見られるようになった。うつ病の治療は、薬物療法が中心で、薬を飲み続ければ必ず良くなると考えられていた。しかし、近年、薬物療法への疑問が世界各地からさまざまな形で提示されているのである。

問題はどこにあるのだろうか。それには、まず、うつ病の治療薬としてＳＳＲＩ（選択的セロトニン再取り込み阻害薬）の登場から考察してみる必要があるだろう。

セロトニンは、消化器系、血管系、呼吸器系、神経系に対して重要な役割を担うアミン類の一種で、腸や血小板、そして中枢神経に分布している。うつ病は一般的に、脳内のセロトニンが不足すると発症するとされている。このタイプのうつ病を改善するためには、脳内にセロトニンを増加させればよい。

一九八八年に「プロザック」という名前で登場したＳＳＲＩは、神経細胞の末端からセロトニンが放出するのを助け、放出されたセロトニンが「再取り込み」によって神経細胞に連れ戻されるのを防ぐため、脳内にセロトニンが増加するという画期的な薬だった。

ＳＳＲＩの登場によって、「うつ病は薬で完全に治る」とされ、それまで行なわれていた心理療法や認知療法は、もはや必要ではないという考え方が世界中に広まった。やがてプロザックの類似薬が次々に合成されるようになり、販売されていった。

ところが、これらの薬が効かない、あるいは飲んでも再発が多いという事実が世界各地から報告されるようになった。それればかりでなく、ＳＳＲＩに重大な副作用のあることが明らかになったのである。ＳＳＲＩを飲み続けていると、イライラするようになり、暴力的になったり、あるいは自殺などを引き起こすことがわかってきたのだ。

ＳＳＲＩによって脳内のセロトニンが増え、その結果、うつ病が治るというしくみは、確かに明快でわかりやすい。しかし、見方を変えれば、これは「セロトニンを十分に供給することによって、こころを健やかに保つ」という、からだが本来自然に行なっている機能をＳＳＲＩという薬によって人工的に作り出しているということなのである。

天然のアミノ酸であるトリプトファンを摂取することによって、脳には腸からセロトニン前駆物質が送られてくる。しかし、ＳＳＲＩはセロトニンを作ることはおろか、ほかの酵素などを助けてセロトニンを増やすことも行なわない。

もともと多くのうつ病では、セロトニンを放出するしくみはちゃんと機能しているのに、脳内のセロトニン量が不足している状態になっている。後に詳述するが、脳内のセロトニンが不足するのは、セロトニン前駆物質をつくる腸内細菌の減少が最も大きな要因であり、そのほかにストレスや遺伝的な体質、加えてアルコールや薬、毒物などによって、トリプトファンからセロトニンへの変換が妨げられることも関連している。

もちろん、食事内容も大きく関与している。トリプトファンそのものの摂取量の不足、そして、ビタミンやミネラルの不足によって、トリプトファンを作る酵素が機能しないことなどが原因でセロトニンが不足するようになるのだ。

摂取するトリプトファンの、ほかのアミノ酸に対する比率が低下すると、自殺や暴力が増加することもわかってきた。これは、ＳＳＲＩを飲み続けることによる副作用と同じ症状だったのである。

さらに困るのは、ＳＳＲＩを飲み続けていると、脳のセロトニン受容体が劇的に減少してしまうということだ。恐らく、ＳＳＲＩによって発生したセロトニン過剰を克服するために、セロトニン受容体が減るのではないかと考えられている。つまり、たとえ脳内にセロトニンが増えたとしても、それに反応する受容体がなければ、脳は正常に機能しなくなるのだ。

自殺の陰に過剰な投薬

ＳＳＲＩの服用中に、他人に対して敵意をむき出しにするようになったり、暴力を振るうような事例が増加している。普段はおとなしい二十代の女性が、パキシル（ＳＳＲＩ）を一日二錠服用して六週間目に強盗事件を起こした例も報告されている。

厚生労働省は、日本国内でＳＳＲＩが販売されるようになってから十年間に医師や製薬会社から報告された二六八例について検討した結果、二〇〇九年五月、製薬会社に対して、ＳＳＲ

Iの他害行為の可能性について注意を喚起する添付文書の改訂を指示した。

セロトニンは、ほかの神経伝達物資であるドーパミン（快の感情、意欲）やノルアドレナリン（恐怖、覚醒）などの暴走を抑え、精神のバランスをコントロールしているが、SSRIの服用によってセロトニン受容体が減少してしまうと、それがうまくできなくなる。このことが、攻撃的な行動と関係しているのではないかと考えられるのだ。

その攻撃性が他人に向えば、理由なき暴力になるし、自分に向えば自殺を引き起こすことにつながる。つまり、SSRIは当初は確かにうつ病に効果を発揮するが、長期間服用すると、わざわざ自分の体内に「恒久的なうつ病」を作り出してしまう恐れがあるということなのである。

読売新聞が二〇一〇年の三月と四月に全国の精神科診療所にアンケート調査を行なった。一四七七施設のうち一一九施設から回答を得たが、それによると、七割の診療所が「日本のうつ病治療は薬物偏重の傾向にある」という懸念を示した。抗うつ薬は何種類も服用すると、無気力やイライラなどの副作用が出てくるので、処方は一種類が基本とされている。にもかかわらず、「患者の過半数に複数の抗うつ薬を処方している」と回答した診療所が一四パーセントにも上った。

自殺者数は二〇〇九年も三万人を超えた。国の調査では、調査対象の半数以上が、亡くなる一年以内に精神科を訪れていた。早めに精神科を受診し、適切な治療で死を思いとどまるケースは確かにあるだろう。しかし、確実に治療の効果があるとは必ずしもいえない、というのが現状なのである。

さらには、適切な治療が行なわれているかどうかという問題もある。全国自死遺族連絡会が会員一〇一六人に行なった調査では、最も衝動性の高い「自宅からの飛び降り」で死亡した七二人は、全員が精神科に通院中で、しかも一日に一五から二〇錠前後の薬を処方されていた。

さきほど事例で紹介した本田理絵の場合も、パキシル以外に五種類以上の薬を一年間以上飲み続けていたが、パキシルを三錠に増やした頃から、理絵は奇声を上げる、部屋の壁を蹴るなど、感情に激しい起伏が見られるようになった。しかし、主治医は薬の量を減らすどころか増やしていたのである。

理絵はその頃の自分を振り返って、「自分がまったく別の人間になったような感じで、なにかとてもイライラしていました。たとえば、人と話していても、気に障ると、その人を攻撃したくなりました。お腹の底からムカムカしてきて、怒鳴ったり、叫びたい衝動が湧いてくるんです」といっていた。

二番目の事例でも、久美の夫が初めて抗うつ剤を飲んだ時は、すべてが解決されたような晴れ晴れとした気分になったが、二度目の服用後しばらくすると、今までに感じたことのない不安や気分の落ち込みに襲われた。そのため、それ以降は絶対に薬を飲もうとはしなかったのだ。

うつ病の薬物療法で最も問題なのは、「多剤併用」だろう。現在の日本では、症状がよくならなければ、薬の量も種類も増やしていく「多剤併用」が広く行なわれている。しかし、これは日本独特の治療法だという。さきほども述べたように、国際ルールでは、「抗うつ剤の投与は、基本的には一種類」なのである。日本ではこれが守られておらず、かえって症状を悪化させてしまっているケースが少なくない。

そして、後に詳しく述べるが、医師が簡単にうつ病と診断してしまうことも問題である。本当のうつ病ではない人をうつ病と診断し、その上、不適切な抗うつ剤の投与が続けられたら、どのような結果を招くか。想像するだけでも恐ろしい。

「抗うつ剤の副作用で苦しんでいる人」や「抗うつ剤に依存してしまう人」が大勢いる一方で、「減薬療法で長期のうつを克服した人」もまた大勢いるという現実もある。

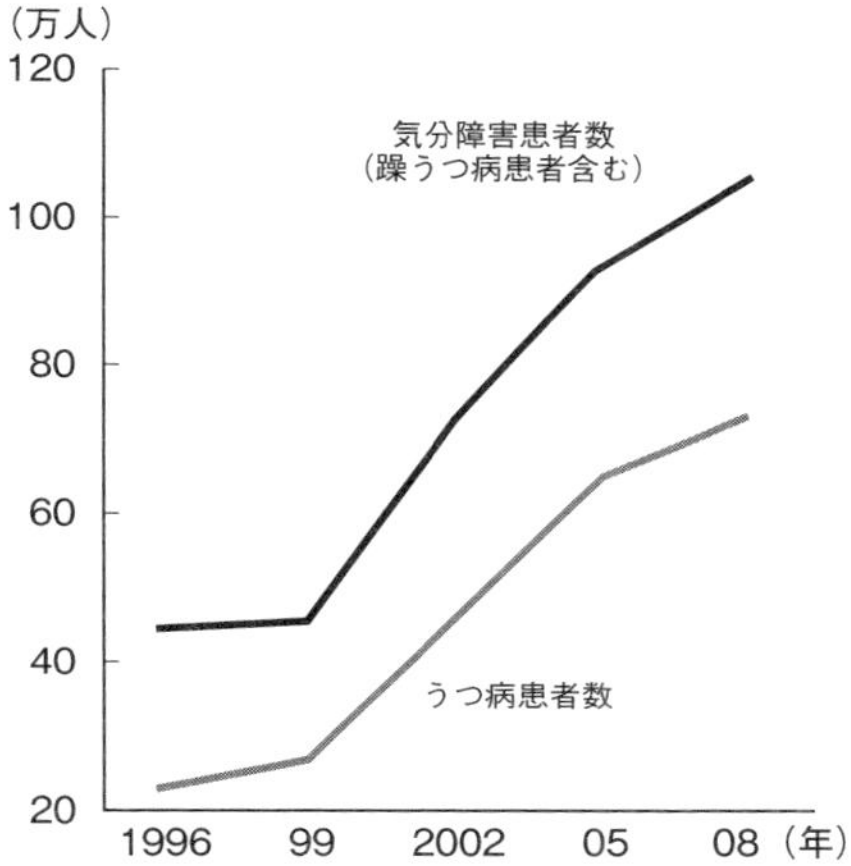

図 1-1　気分障害とうつ病を含む患者数の推移
(厚生労働省「患者調査」2009)

深刻化する「こころの病」

日本では、うつ病ばかりでなく、統合失調症などの「こころの病」も急速に増えている。二〇〇九年に発表された厚生労働省の調査では、うつ病と気分障害の患者数は二〇〇八年度の時点で一〇〇万人を超え、十年間で二・四倍になった(図1‐1)。専門家のなかには、すでに三〇〇万人から五〇〇万人に上るとして危機感を募らせている人もいる。

この調査を裏付ける各方面からの報告もある。

総務省の外郭団体が長期間休職した地方公務員の休職理由について調べたところ、うつ病などの「こころの病」が全体の四割以上を占めていた。二〇〇七年には約八〇〇〇人で、十年前の約四倍となっている。

また、文部科学省が全国の公立小中高校の教員約九一万七〇〇〇人を対象に行なった全国調査では、二〇〇九年度に「こころの病」が原因で休職した教職員は五四五八人で過去最多であり、休職者全体の六割を占めていた。その割合は、この十七年連続して増え続けている。特に、一九九〇年代後半から急カーブで上昇しているのだ。

また、一般企業でも「こころの病」の増加が大きな問題になっている。

公益財団法人・日本生産性本部の「産業人メンタルヘルス白書」二〇一〇年版によれば、過去三年間に多くの企業で「こころの病」が急増しており、大企業ほど増加傾向が顕著だという。また、一ヶ月以上休職している人のなかで「こころの病」で休んでいる人が占める割合は、中小企業では約六割、大企業では約九割に上るという。厚生労働省の調査によれば、うつ病と自殺による社会的損失は、年に二・七兆円に上るという。

日本国内で深刻化する「こころの病」の現状を踏まえて、政府は「新成長戦略」を掲げ、その中で、二〇二〇年度までにすべての職場でメンタルヘルスに関する措置を受けられるようにするという方針を示した。

海外ではヨーロッパを中心に「アウトリーチ」と呼ばれる専門家チームによる、精神疾患患者への三六五日二四時間の在宅支援が行なわれている。日本でも、厚生労働省は地域での精神保健医療のあり方を議論する検討チームを作り、精神科医や看護師、精神保健福祉士など医療と福祉の専門家のチームによる精神疾患患者への在宅訪問支援体制を本格導入することで合意している。

国や行政はさまざまな取り組みを行なっているが、二〇一〇年、日本精神神経学会は、日本生物学的精神医学会、日本うつ病学会、日本心身医学会という、うつ病の治療や研究を行なう関連三団体とともに「うつ病などの精神疾患を国家的課題として啓発に取り組むべき」とする共同宣言を採択している。

この共同宣言では、うつ病ががんに次いで重大な社会的損失をもたらす「国民病」であると指摘する一方、発症予防や早期発見、再発を防ぐことの重要性をアピールしている。うつ病問題について、関連学会が公式見解を出すのは初めてのことであり、これは現代社会における「うつ」の深刻さと対策の緊急性を物語るものだろう。

うつ病患者はなぜ増えたのか

この十年間に、うつ病などの「こころの病」の患者数が二・四倍も増えた原因について、具体的に考えてみよう。

第一に、二〇〇〇年頃から精神科を専門とする診療所が急速に増えたことが挙げられるだろう（図1-2）。病院の敷居が低くなって、それまではじっと我慢していたような人たちが、精神科を受診するようになったのである。

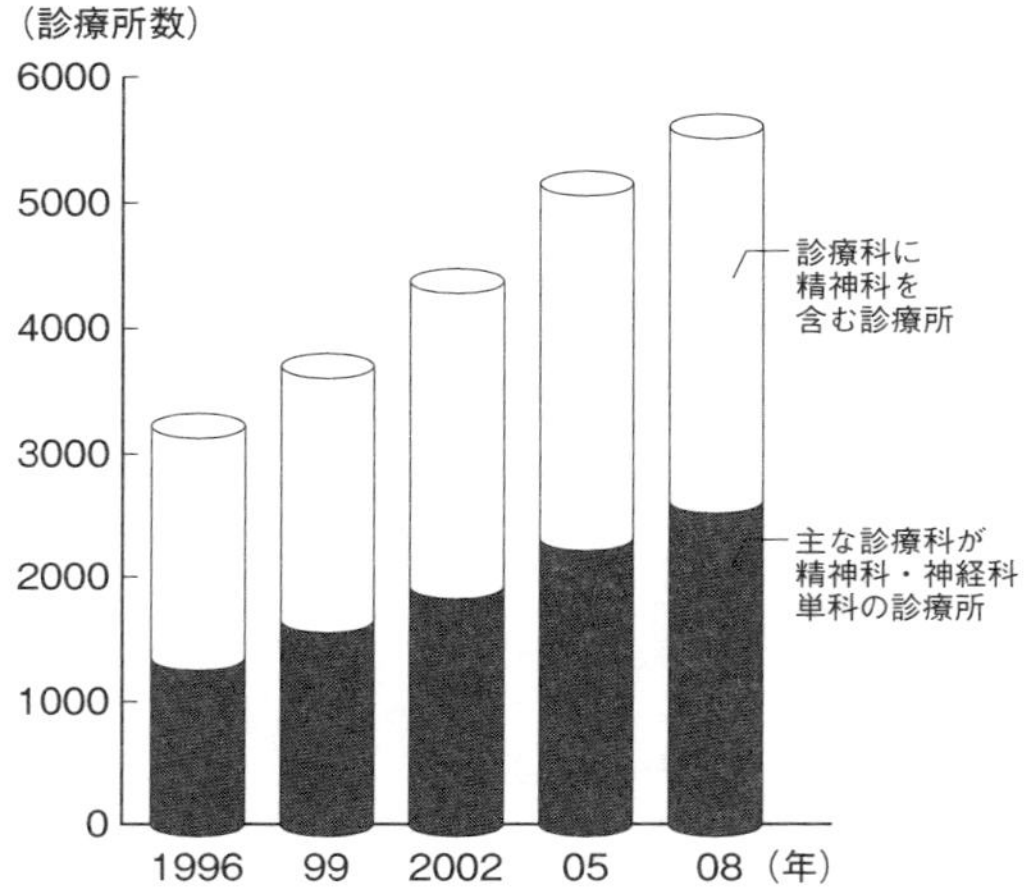

図1-2　精神科診療所数の推移
(厚生労働省「医療施設調査」2009)

第二に、精神科医が簡単に「うつ」と診断してしまうようになったことが考えられる。アメリカ精神医学会が定めたＤＳＭという精神疾患に関するガイドラインがある。一九五〇年代から使われているのだが、そこにはマニュアル的な診断ができるチェックリストのようなものがある。たとえば、「いつもより早く目が覚める」、「朝起きた時、陰気な気分がする」、「決断がなかなかつかない」といったものだが、こうした項目を機械的にチェックしていくと、極端な話、誰でも「軽症うつ」と判定されてしまうようなことにもなりかねない。

この診断基準では、うつの原因は何であるのかが問われることはなく、もっぱらどういう症状があるのか、行動の変化はどうか、などによって判断されてしまう。失恋などでちょっと落ち込んでいるような場合も、もっと深刻な原因が考えられるような場合も同じように扱うことになる。このような方法で診断を下せば、当然うつ病患者は増えるだろう。

第三に、新しい抗うつ剤が登場した影響が考えられる。製薬会社が啓発・広報に力を入れて

「うつに気づいたら、すぐ病院へ」というキャンペーンを展開し、患者の掘り起こしを行なった。その結果、それまでの医学的判断では「治療までは必要としない」という人も患者に含まれることになってしまったのだ。また、製薬会社は「最近の抗うつ薬は副作用がなくて、安全になりました」と盛んに宣伝し、それまでは慎重に処方されていた抗うつ薬が広く使われるようになった。

専門医が少なく、心療内科や内科の医師たちが、普通の人より不安を感じやすい人や、何度も同じことを確かめずにはいられないような人たちにまで、同じように抗うつ薬を使いはじめたのだ。厳密な診断を行なわず「うつらしい症状」があれば、抗うつ薬を処方してしまう。「まあ、広い意味のうつ病ですね」などといって、抗うつ薬を処方するようになったのである。

第四の原因として、精神科医の香山リカ氏が指摘するように、「成果主義がうつを作る」という点があげられるだろう。診断基準の変化や、新しい抗うつ薬の開発ばかりでなく、労働環境の変化が大きな引き金になっているというのだ。バブル崩壊後の一九九〇年代以降、成果主義が導入され、効率が重視されるようになった。その成果も一年が半年、さらに三ヶ月というように短期間で評価されるようになると、社員同士は単なるライバルであり、助け合って仕事をするという雰囲気はなくなってしまう。コミュニケーションは減り、もちろん雑談などは許されない。そんな状況がうつ病患者を増やしているというのである。

そして最後に、「うつ病と診断されると楽になる」と訴える患者が多いことも、うつ病患者の増加に拍車をかけていると思われる。香山氏もいうように、「うつ気分」とうつ病は厳密に区別されなければならない。何かの原因で気持ちが落ち込んでいても、気分転換できるような何かがあるといった状態は「うつ気分」であり、うつ病ではない。うつ病は、ただ気持ちが落ち込むだけでなく、エネルギーが低下して、それまでは出来ていたことが出来なくなったり、興味があったものに関心がまったく向かないなど、明らかに以前とは違う状態が何週間も続く状態をいうのである。

世界一清潔な国が作ったうつ病

真性のうつ病の人が増えていることは確かだろうが、「うつ気分」の人をうつ病と診断して、薬物療法を受けさせていることが多いのもまた事実だろう。

私は、「うつ気分」の人はもちろんのこと、うつ病の患者に対しても抗うつ剤を飲ませる療法は誤りだと思っている。それは、薬を飲まないと安心できないという薬物依存症を作り出すと同時に、薬の副作用で悩む人をたくさん作ることにつながるからである。薬物療法以外で有効な治療法はないのだろうか。

最近の日本人を見ていると、心から笑い、楽しんでいる人が少なくなっているように思う。笑いや、「楽しい」、「うれしい」という感情には、ドーパミンという神経伝達物質が関係している。ドーパミンは、いわば脳のなかで生まれる一種の覚醒剤のようなものだ。

ドーパミンは脳の腹側被蓋野（ＶＴＡ）に作用する。笑ったり、食べものがおいしいと感じたりすること、さらには恋愛や性的交渉など、快楽に関することには、すべてＶＴＡの活性化が関係している。逆にいえば、ＶＴＡを活性化すれば気持ちがよくなるのである。

最近の日本人に笑いが少なくなった理由については、「ＶＴＡをうまく活性化させることができなくなったためだ」という説がある。

しかし、私はそうではなく、ドーパミンそのものが脳のなかで少なくなっているのではないかと考えている。それは、笑いだけでなく、「やる気」をなくしている日本人が多いことからも窺えるのだ。「やる気」にはドーパミンが作用しているＶＴＡの下流の側坐核が関係しているからである。

脳で作用するドーパミンの前駆体のほとんどすべては、腸のなかで、腸内細菌が作り出している。また、アメリカのコロンビア大学のマイケル・Ｄ・ガーション教授の著作『セカンドブレイン』（小学館）によれば、セロトニンなど脳内で幸せを感じる物質の前駆体の九五パーセントは腸で作られているという。つまり、笑いやうれしさを感じることが少なくなったのは、腸内細菌の減少が関係しているといえるのだ。

同じように、うつ病が日本人に非常に増えてきているのは、セロトニンの前駆体を作っている腸内細菌が減ってきたことが原因だろう。そうでなければ、これほど急激にうつ病の患者が増えてきたことの説明がつかない。

また、腸内細菌が減少すると、免疫力も低下する。胃から大腸までの腸管全体には、五〇〇種、一〇〇兆個もの細菌が存在しているといわれている。腸には食べ物と一緒に病原菌やウイルス、そのほかの異物が侵入してくるが、それらの体に有害なものを防ぐために、腸管には人間の免疫細胞全体のおよそ七〇パーセントにあたるリンパ球が集結している。しかも、栄養分には免疫反応を起こさず、病原菌やウイルスだけに反応するしくみは、腸内細菌によって誘導されているのである。つまり、私たちの体は腸内細菌が減少すると免疫機能がうまく働かなくなってしまうのだ。

日本が世界一清潔な国であることに異論はないだろう。私たちの身の回りには除菌や抗菌グッズが溢れている。それは、外部からの菌の侵入を防ぐだけでなく、腸内細菌さえも安心して腸に棲めない環境を作り出してしまったのである。腸内細菌が減少した結果、日本人の免疫力が低下し、アレルギー性疾患とともに、うつ病などの「こころの病」が増えてきたのである。

こころの不調の多くは個性

うつ病の患者の状態をよく見ていると、一般的な身体疾患がうつ状態をはじめとする「こころの不調」を誘導している場合が多いことに気づく。事例としてあげた水野久美の夫のように、重い「大うつ病性障害」があることは認めざるをえないが、「こころの病」といわれるもののうち、大きな部分を占めるのは、病気というよりは、むしろ個性と考えたほうがいいのではないかと思う。ほぼ健康な状態にある人でも、抑うつ気分を感じることは珍しくないだろう。

また、ほとんどの「こころの病」が、何か体に隠れた不調があり、それがこころの不調として現れている可能性も高いと思われる。体の病気が主体で、それにうつ状態を伴っていることが非常に多いのである。しかし一方で、精神症状は目立たずに、身体症状が強い「仮面うつ病」と呼ばれる病気もある。頭痛や肩こり、めまいなど、さまざまな身体症状の背後に、実はうつ病が隠されているというものだ。

うつ病などの「こころの病」が、免疫力と関係していると述べたが、腸内細菌との関係を持ち出すまでもなく、免疫は「こころの病」に強い影響を与えることが考えられる。免疫力が下がると、身体的な抵抗力が減少し、気分も落ち込んでしまうことはよく知られている。

免疫力が上がり、自律神経やホルモンのバランスが安定すれば、うつなどの「こころの病」の症状が表に現れることもなく、病気とは思えなくなる。免疫力を上げることによって、症状がでないようにすることができるのだ。

周囲の人たちが、当事者に対して免疫を上げるための生活指導をしたり、きちんとコミュニケーションがとれるようにすると、やがて当事者の免疫力が上昇し、症状が現れなくなる。

私が、うつ病や統合失調症を含めた「こころの病」の多くが、病気ではなく、その人の個性だというのは、こうした理由からだ。

個性とは、個人に備わった、その人特有の性質、パーソナリティーといってよいだろう。人それぞれ軽い重いなど、程度の差はあるが、誰もが病気になる素質を持っている。多くの人たちが苦労を抱えながら、それを他人に話すことはないまま、自分のなかに秘めて生きているのだ。元気そうに見える人でも、必ず何かしらの影を背負って生きている。その影の部分がたまたま体の症状として表に出たものが「こころの病」として扱われることが多いのではないのだろうか。

「べてるの家」

「はじめに」でも述べたように、うつ病などの「こころの病」を治す方法は、あらゆる角度から病気にアプローチする「全体的な治療」でなければならないと私は考えている。「全体は部分の総和以上のもの」というゲシュタルト主義こそが、「こころの病」の治療の基本なのだ。「こころの病」は脳だけの問題ではない。食べ物や腸内細菌を含めた体全体の問題として捉えなければ回復はむずかしいと思う。

専門家が病気として診るのではなく、当事者の目線で考え、当事者同士が相互支援を行なうのがよい、という考えを実践している施設がある。北海道の襟裳岬に近い浦河町にある「べてるの家」だ。「べてる」は旧約聖書・創世記に出てくる地名で、「神の家」を表す。ここは、精神障害を抱えた人たちが共同生活を送るグループホームである。病気を治療して社会復帰をめざすのではなく、あるがままを受け入れ、共同生活をしながら、地元特産の日高昆布をはじめとする海産物や農作物の通信販売など、さまざまな事業を自分たちの手で行なっている。「べてるの家」は、当事者にとっての生活共同体、働く場としての共同体、ケアの共同体という三つの性格を持っている。

また、アメリカで広く行なわれているものに「ピア・カウンセリング」がある。このカウンセリングは、一九七〇年代にアルコール中毒者たちが、自分たちの病気を自分たちの力で治そうとした活動が源流で、「ピア」（Peer）は対等、仲間という意味である。つまり、「ピア・カウンセリング」とは、同じような立場にある人たち同士が話し合う、カウンセリングし合うということである。

「べてるの家」の活動も、「ピア・カウンセリング」に共通したものがある。その根底には、こころの問題を医師や心理士に任せきりにしない、障害を持つ当事者こそが専門家であるという考え方がある。

このような考え方を推し進めて、国全体で「こころの病」の治療法を変えた国がある。それがイタリアだ。現在イタリアには、公立の精神病院に通う患者は一人もいない。なぜなら、イタリアでは二〇〇〇年までに全国の公立の精神病院をすべて廃止してしまったからだ。

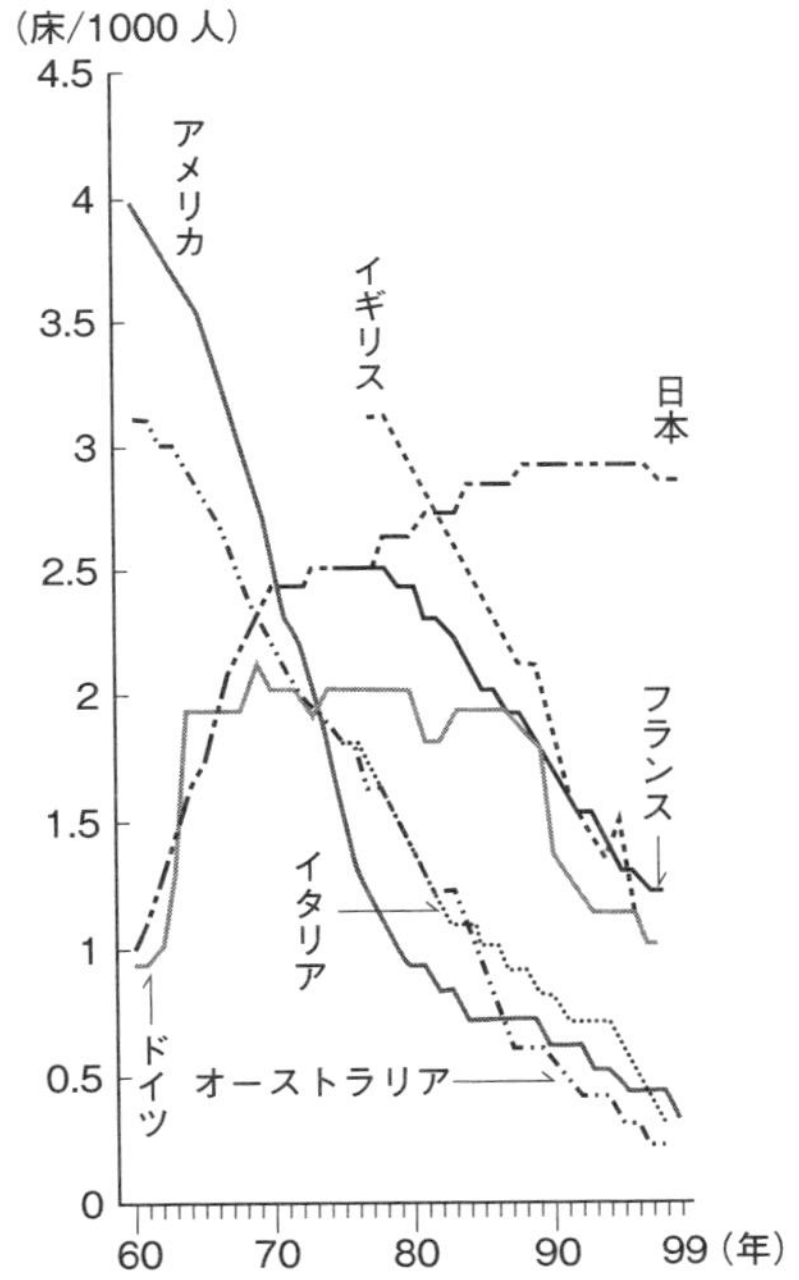

図 1-3　先進国の精神病床数の推移
(OECD Health Data, 2002)

こころの病気は病院で治すのではなく、患者同士や精神保健センターのスタッフ、そして地域の住民とのコミュニケーションを通じてケアする体制を確立したのだ。こころの病気が「社会的な苦悩」から生れるという事実に、正面から向き合ったのである。

それにひきかえ、日本では

精神科の診療所が増え続けているし、病床数も増加後ほぼ横ばいなのである（図1-3）。アメリカ、イギリス、フランスなどの先進国では、病床数が減っているのに、日本だけは増えているのである。社会復帰への支援が乏しく、治療の必要がなくなっているのに入院を続ける人が多いためだろう。

こころの免疫力と認知行動療法

アトピーや喘息、花粉症などのアレルギー性疾患は、五十年前の日本には、ほとんどなかった病気である。うつ病も、当時の日本ではほとんど見られなかった。

私は四十年間以上にわたって免疫を研究してきた。免疫は単にかぜを引かない、がんにならない、アトピーや自己免疫疾患にならない、といったことに関係するだけではなく、こころの問題や生きる力にも大きく関わっている。

その免疫力のおよそ七〇パーセントに腸内細菌が関係していることがわかっている。免疫力を高めるには、まず腸内細菌を増やすことが必要だ。そのためには、腸内細菌の餌である穀類、野菜類、豆類などを摂るようにしなければならない。しかも、保存料など食品添加物の入った食品は極力避けるべきである。そして、さらにいえば、発酵食品などを積極的に摂り、生きた細菌、いわゆる善玉菌を腸に送り込むことである。

免疫力の残りの三〇パーセントを占める、こころの問題に対しては、楽しく笑う生活、ポジティブな思考、他人とのコミュニケーション、規則正しい生活、自然と触れ合う機会を持つこと、ストレスを避けることなどが有効だとされている。免疫力を高めることにつながるのは、いわれてみれば、当たり前のことばかりなのである。

アメリカでは、がんの再発を抑えるために、イメージ療法で免疫力を高めることが盛んに行なわれている。うつ病の治療にもそれが応用できると思われる。

さしあたって、薬物療法に替えて、うつ病の治療に取り入れるべきなのは、患者の考え方の偏りを直す「認知行動療法」だろう。マイナス思考になっていると、別の見方や別の考え方ができないので、考え方を変える指導を受ける。マイナス思考を変えるだけで、確実に免疫力をあげることができる。

「根拠もないことを思い込む」、「短絡的に結論づける」、「すぐに自分を責める」などといった傾向のある人が、考え方の偏りを直す療法を受けて、「自分は悪くないんだ」、「あれは思い込みだったんだ」と気づけば、免疫力は高くなりはじめる。このような治療を続けていくうちに、次第に気力が戻り、うつの症状が軽減されていくと思われる。

この認知行動療法は、医師が行なう場合に限って、ようやく健康保険が適用されるようになった。医師ばかりでなく、心理士や看護師らを含めて、一般の人たちが認知行動療法の理論や方法を学べる社会的環境を整える必要があるだろう。専門家だけに任せておくのではなく、当事者の体験を踏まえて、家族や周囲の人たちも学ぶ姿勢が必要とされている。

そして、「こころの病」が急激に増加したことには、現代日本人の免疫力の急激な低下とともに、耐性の低下も大いに関係していると思われる。「いじめ」で子どもが自殺してしまう事例も多いが、ちょっとしたことではくじけない反骨心のようなものが衰えていることはないだろうか。「こころの免疫力」と「こころの耐性」を取り戻す力が、まさしくリジリエンスなのだと思う。早急に取り掛からなければならないのは、まさに、このリジリエンスを高めることなのだ。

第二章　幸せは腸から

投薬やカウンセリング以外の治療法

現在、精神科や心療内科で行なわれている「こころの病」の治療は、投薬とカウンセリングが中心であり、どんな食べ物を食べればよいのか、ビタミンなどのサプリメントは何がよいのかといったような、免疫を高めるための免疫学や栄養学の観点からの指導はほとんど行なわれていない。

カウンセリングの有効性はもちろん認めるが、私は、薬でもカウンセリングでもない方法で、「こころの病」を治すことは可能だと思っている。

第一章でも述べたように、「こころの病」に苦しんでいる人たちは、一般的に免疫力が低下している。また、ドーパミンやセロトニンなどの神経伝達物質のバランスが崩れると、不安やイライラが高まることも知られている。

重要なのは、ドーパミンやセロトニンなどの神経伝達物質は、人間の体内で独自に合成することはできないということだ。つまり、脳のなかに「幸せ物質」を集めるためには、まず、たんぱく質を食べ物として摂取しなければならないのである（図2-1）。しかし、たんぱく質

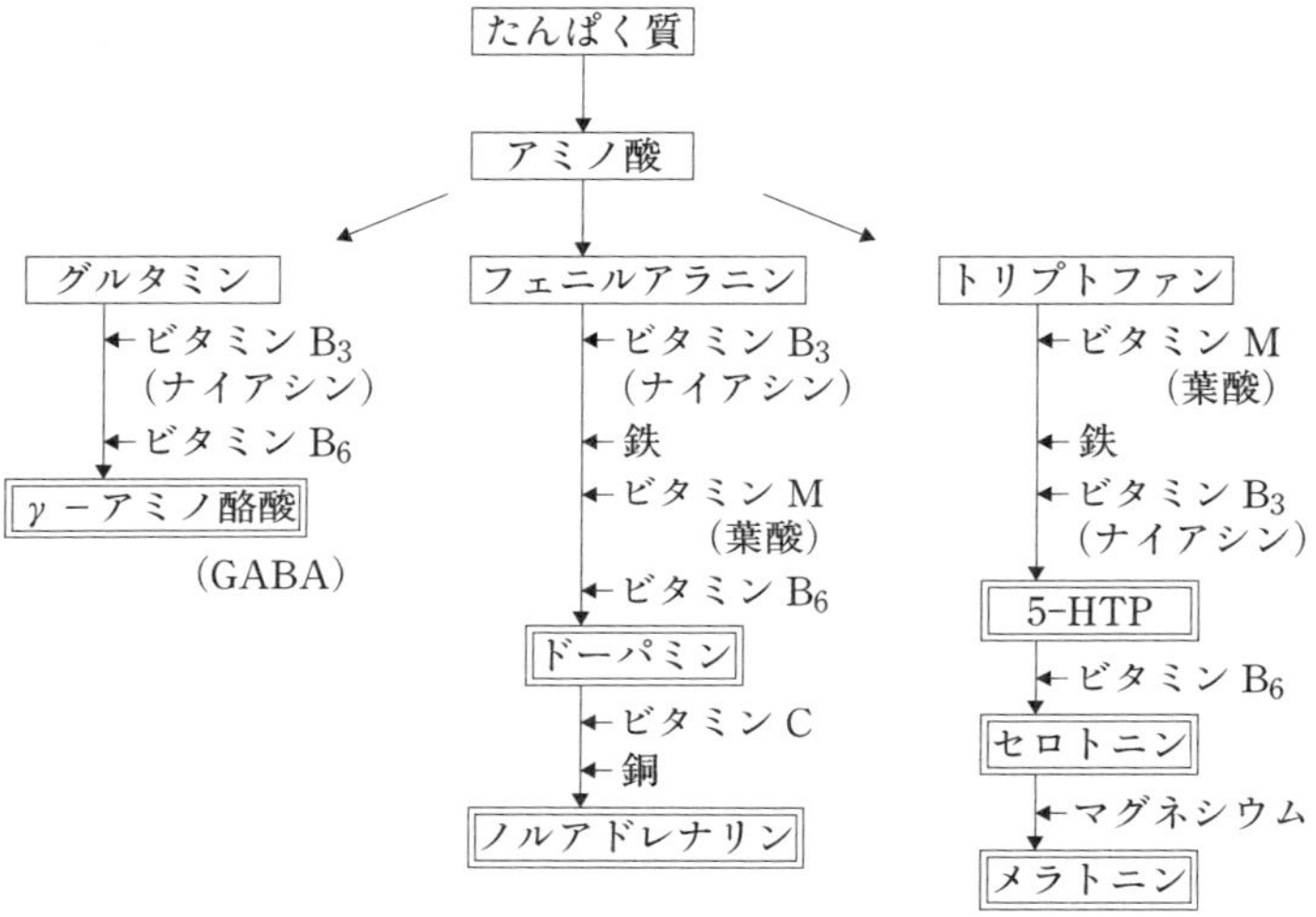

図2-1　神経伝達物質はどのようにして合成されるか

を食べただけでは、ドーパミンやセロトニンを脳内に送り込むことはできない。

口から摂取したたんぱく質は、カルシウムとビタミンC、そして胃酸の働きによって分解され、アミノ酸になる。そのなかのフェニルアラニンというアミノ酸がビタミンB_3（ナイアシン）、ビタミンM（葉酸）、鉄、ビタミンB_6の力を借りてドーパミンになり、トリプトファンというアミノ酸がビタミンM（葉酸）、鉄、ビタミンB_3（ナイアシン）、ビタミンB_6の力を借りてセロトニンになる。また、グルタミンというアミノ酸がビタミンB_3、ビタミンB_6の力を借りて、GABA（γ-アミノ酪酸）という抑制性の神経伝達物質になるのだ。

実は、この過程で重要な働きをしているビタミンB群、ビタミンM（葉酸）などの産生に腸内細菌が大きく関わっているのである。

たくさんの腸内細菌がバランスよく腸内に存在していないと、脳内に「幸せ物質」は増えないのである。事実、うつ病など「こころの病」に苦しんでいる人の腸内細菌は少なく、バランスもよくないことが分かっている。

日本の自殺者数が十三年連続で三万人を超えていると述べたが、自殺率は世界六位（二〇〇九年）であり、日本より上位なのは、ベラルーシ、リトアニア、ロシア、カザフスタン、ハンガリーで、いずれも政治体制が不安定な国ばかりだ。一方で、自殺者の少ない国は、腸内細菌のエサである食物繊維の摂取量が多いという疫学的調査もある。

私たちの免疫力のおよそ七〇パーセントは腸内細菌が握っている。免疫力を高めるには、穀類、豆類、野菜類などの植物性食品、特に腸内細菌が住みやすい環境を作り、そのエサとなる食物繊維を多く摂ることが重要なのだ。

「こころの病」の治療のためには、免疫力の向上が必要であることがお分かりいただけると思う。ビタミン補給の補助として、ビタミンB_6やビタミンM（葉酸）のサプリメントを摂ってもいいだろう。もちろん生活面での過剰なストレスは避けなければならないし、気持ちをリラックスさせることも大切だ。

カナダの精神科医、故エイブラム・ホッファー博士は、すべての「こころの病」の患者に対して、「あなたはいままで何を食べてきましたか」と質問していたという。博士は、毎日の食事を工夫することで、「こころの病」の治療と予防ができると考えている。「こころの病」の治療には、免疫学的、栄養学的なアプローチが必要とされているのだ。

腸は「第二の脳」

人間は脳で思考し、行動していると思っている人が多いのではないだろうか。しかし、本当にそうだろうか。私は、むしろ腸がそれを行なっていると考えている。

もちろん脳には神経細胞が集合しているから、脳が「考える細胞」が集まったところであることは確かだ。しかし、腸にも「考える細胞」が同じように存在しており、腸は「第二の脳」といわれてきたのである。

ここで、生物の進化について考えてみよう。まず、単細胞生物が地球上に出現し、約十億年前に多細胞生物が生まれた。そして、約五億年前くらいから動物は爆発的に進化しはじめる。生存に適した性質を持つことが生物の進化にとって最も重要なことであるが、動物が選択した生存に適した戦略は、ある特定の働きを持つ細胞の集団、つまり器官を作ることだった。動物が最初に持った器官こそ、腸だったのである。

多細胞動物のなかで最も単純な構造を持つのはヒドラに代表される腔腸《こうちょう》動物で、この動物には腸しかない。生物界には、脳、脊椎、心臓がない動物はいるが、腸がない動物は存在しない。つまり、脳のない動物では、腸が脳の代わりをしているのである。

私たちは、脳が情報をキャッチして、脳の指令を受けて体を動かしていると思っている。しかし、実際にはその逆の場合が多いのだ。脳が悲しいと思うから涙を流すのではなく、涙を流すから脳が悲しいと思う。脳が楽しいと感じるから笑うのではなく、笑うから脳が楽しいと感じているのである。

　私は、笑うことによって免疫が上昇するという研究を行なっているが、おかしなことがない場合でも無理に笑顔を作ると、脳が間違ってドーパミンなどの神経伝達物質を出し、ＮＫ（ナチュラルキラー）細胞を活性化させることがわかっている。つまり、脳より体の反応が先なのである。

　脳と腸のどちらが正しい判断を下せるかと聞かれたら、大多数の人が脳だと答えるだろう。これについても、私は違った考えを持っている。

　私たち日本人は飽食の時代に生きている。脳の指令にしたがって、美味しいものばかりお腹いっぱい食べている。脳が導くままに、体のことは少しも考えずに食べ続けているのだ。一方、腸は美味しいものばかりではなく、いろいろなものを食べたいと思っている。しかし、腸には栄養価の偏った食べ物ばかりがやってくる。やがて腸内細菌のバランスが保てなくなり、免疫力が落ちて病気になりやすくなってしまうのだ。

　そして、脳と腸を比べた時、何よりも重要なのは、脳は食べ物が本当に安全かどうかを判断できないということである。人間は、保存料などの食品添加物にまみれた食品を次々に開発してきた。確かに、保存料などの食品添加物を含んだ食品は、好きな時に好きなだけ食べることができるから、とても便利だろう。しかし腸内細菌にとっては有害だ。腸は嫌っているのに、最近の日本人の脳は、そんな食べ物を美味しいと思うようになってしまっている。現代の日本人は、いわば「第一の脳」が「第二の脳」を無理矢理従がわせているような状態なのである。

あるいは、脳死の問題を考えてみよう。私たちの体は、脳が死んだ状態でも生きている場合がある。つまり、腸が生きている限り、私たちは生きることができるが、腸が死んでしまうと生きていくことができない。極端な例をあげてしまったが、私は、腸も脳と同じように、いやそれ以上に大切だと考えているのである。

さらに、人間の性格を決めているのも腸内細菌だという説がある。『腸内細菌の話』（岩波新書）、『人の健康は腸内細菌で決まる！』（技術評論社）などの著書で知られる光岡知足・東大名誉教授によれば、「人の性格を決めるのは腸内細菌」だという。

同じ病院で、ほぼ同時期に生まれた子どもを追跡調査したところ、兄弟よりも性格が似ている例がしばしば見られる。これまでの常識では、人間の性格は主に遺伝子で決まり、環境や社会の影響はむしろ少ないとされてきた。しかし、光岡教授は遺伝子よりも腸内細菌のほうが決定的な役割を演じていると述べている。赤ちゃんは、胎内感染などがない限り、無菌状態で誕生する。そのため、同じ病院でほぼ同時期に生まれた子どもたちは、ほぼ同じ腸内細菌を持ち、その影響が生涯にわたって続くというのである。

腸は、私たちが考えているよりもはるかに重要な器官なのである。

糞便の量が示す腸内細菌の減少

私たちの腸内細菌の数が最近、急激に減少している。このことを的確に示すのが糞便の量である。糞便のおよそ半分が腸内細菌（生きているものと死んだものの両方）なので、糞便の量を調べれば、腸内細菌の数を推測できるのだが、その糞便の量が急激に減少しているのである。

戦前の日本人は一人あたり、一日約三五〇グラムの糞便を排出していた。それが今では、一五〇グラムに満たなくなってしまっている。お菓子ばかり食べている若い女性にいたっては、一日八〇グラムしかない。

日本人の糞便の量は戦後六十年間で大きな変化を遂げた。日本人の食生活が欧米化した結果、食物繊維の摂取量が極端に少なくなったためである。

こんなエピソードがある。

太平洋戦争中、アメリカ軍が日本軍の露営地跡を調べたことがあった。すると、日本人の糞便の量がやたらに多かった。そこから推定される日本軍の兵力は大変な数になり、アメリカ軍は恐れて、その場から撤退したというのである。

しかし、実際には日本人の兵隊の数はそれほど多くはなかった。当時の日本兵の糞便はとても多く、四〇〇グラム近くあった。一方、戦地で肉ばかり食べているアメリカ兵の糞便は一五〇グラム程度と少なく、それでアメリカ軍は兵力を読み違えてしまったのである。

食物繊維の権威である、辻啓介・兵庫県立大学名誉教授は、「糞便は水に浮かぶのがよい」と述べている。「食物繊維が多ければ、ガスが発生するから浮かびます。そして、数分後に泡を残して沈む」そうだ。

糞便の比重は、食物繊維を多く摂っている場合、およそ一・〇四五から一・〇六七だとされている。この比重ならば、当然水に沈むはずなのだが、実際は、ガスが発生して最初は浮くのである。現代日本人で、このような理想的な糞便を排出している人がいったいどれだけいるだろうか。

戦後の日本人の糞便量が、少しずつ減っていったのと反比例して、日本人に少しずつ増えてきたのが、花粉症をはじめとするアレルギー性疾患と「こころの病」なのである。

プレバイオティクスとは

では、なぜ日本人の腸内細菌が少なくなってきたのだろうか。

それは、私たちが、腸内細菌のエサとなる、食物繊維、オリゴ糖や糖アルコール、乳清発酵物などを含む食べ物を食べなくなり、反対に、腸内細菌が嫌う、保存料など食品添加物の入った加工食品やジャンクフード（スナック菓子、インスタント麵、ファストフードなど）を好んで食べるようになったためだろう。

「プレバイオティクス」という言葉がある。これは、イギリスの微生物学者グレン・R・ギブソンが、一九九五年に提唱したもので、食物繊維や、オリゴ糖などのビフィズス菌や乳酸菌などの善玉腸内細菌のエサとなるものの総称だ。人体によい影響を与える微生物を意味する「プロバイオティクス」(probiotics) に対して、「プレ」(pre) は先立ってという意味で、プロバイオティクスを増やし、腸内環境の改善を促進する物質をいう。

食物繊維には、不溶性と水溶性のものがある。不溶性のものは、人間の消化液では消化されないので、糞便の量が増える。胃や腸で水分を吸収して大きく膨らみ、腸を刺激して蠕動《ぜんどう》運動を活発にし、便通を促進するのだ。穀類、野菜、豆類などに多く含まれている。

水溶性の食物繊維には、いわゆるネバネバ系とサラサラ系があるが、昆布やワカメ、里芋や豆類、果物などに含まれている。粘着性があって胃や腸のなかをゆっくり移動するので、お腹がすきにくく、食べ過ぎてしまうのを防ぐ。また、糖質の吸収をゆるやかにして、食後の血糖値の急激な上昇を抑える。そして、胆汁酸やコレステロールを吸着して体外に排泄する働きもしている。

食物繊維のどちらのタイプも大腸内で発酵によって分解され、腸内細菌、特にビフィズス菌のエサとなって腸内環境を整えるのである。ただし、水溶性の食物繊維のほうが発酵されやすいので、ビフィズス菌などは増えやすい。

このビフィズス菌は、腸内細菌のなかで善玉菌といわれているものの代表だ。乳酸や酢酸を生成し、腸内を酸性に傾けることで、病原菌の感染から体を守っている。さらに腐敗菌の発育を抑えて腸内腐敗産物の産生を抑制し、ビタミンB群などのビタミン類まで合成しているのである。

食物繊維は多糖類に分類されている。糖質には、多糖類のほかに、単糖類やオリゴ糖類がある。単糖類は、それ以上加水分解されない糖類で、グルコース（ブドウ糖）、フルクトース（果糖）、ガラクトースなどが知られている。二糖類というものもある。これは糖類の最小単位である単糖二分子が脱水結合したもので、スクロース（ショ糖）、マルトース（麦芽糖）、ラクトース（乳糖）などがある（図２‐２）。

	糖類の種類		腸内細菌の餌
糖質甘味料	単　糖　類	グルコース（ブドウ糖） フルクトース（果糖） ガラクトース	— — —
	二　糖　類	スクロース（ショ糖） マルトース（麦芽糖） ラクトース（乳糖）	— — —
	オ リ ゴ 糖	フラクトオリゴ糖 大豆オリゴ糖 乳果オリゴ糖	◎ ◎ ◎
	多　糖　類	食物繊維（不溶性） 食物繊維（水溶性） デンプン グリコーゲン	○ ◎ — —
糖質甘味料	糖アルコール	キシリトール ソルビトール マンニトール	○ ○ ◎

図 2-2　腸内細菌の餌である糖類の分類（—は不明）

オリゴ糖は、広い意味では多糖類に属するが、普通は三糖類以上、十糖類程度の多糖類のことをいう。このオリゴ糖を特に好むのが、ビフィズス菌なのである。

オリゴ糖には、フラクトオリゴ糖、キシロオリゴ糖、大豆オリゴ糖、ガラクトオリゴ糖、乳果オリゴ糖、ラフィノースなど、いろいろな種類があるが、小腸などで吸収される「消化性」のものと、消化されずに大腸まで届く「難消化性」のものとに分けられる。この「難消化性」のオリゴ糖がビフィズス菌の大好物だ。

オリゴ糖を飲んで腸内細菌叢の変化を調べた研究では、摂取前には一七・八パーセントを占めていたビフィズス菌が、摂取一週間後には三八・七パーセント、二週間後には四五・九パーセントになっていた（図２-３）。つまり、エサであるオリゴ糖を与えれば、ビフィズス菌は急速に増えるのである。

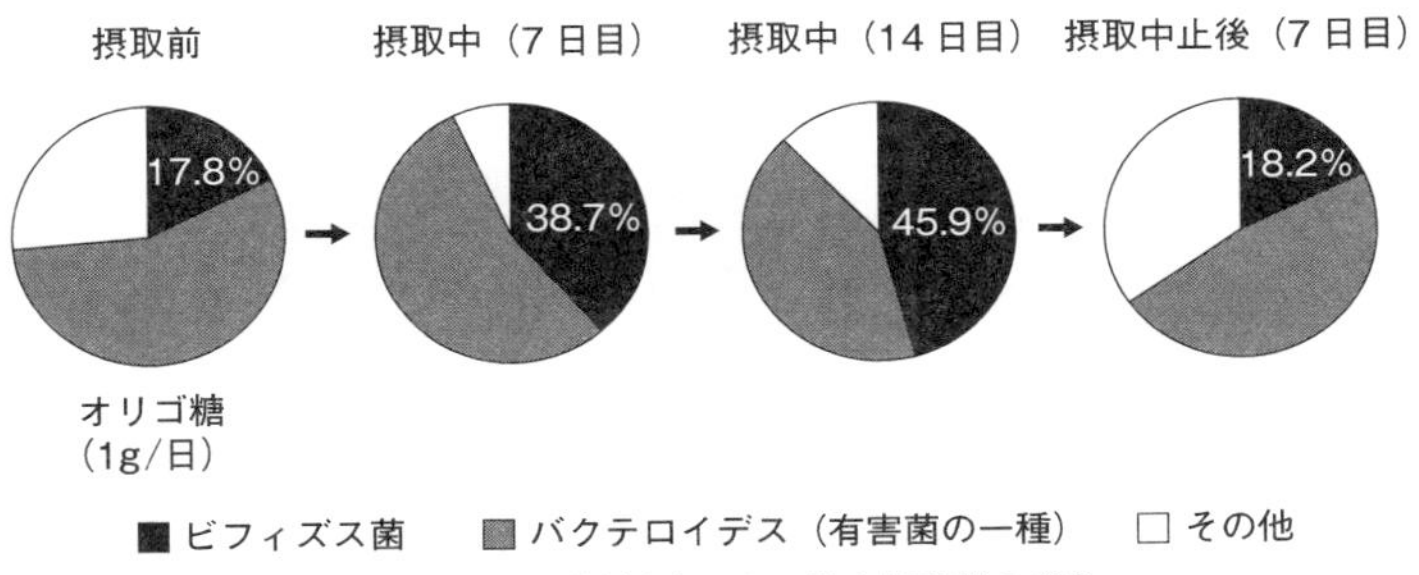

図2-3　オリゴ糖摂取による腸内細菌叢の変化
（藤田紘一郎『寄生虫博士の「不老」の免疫学』講談社、2008）

また、多糖類には生体の構造を維持するためのものと、エネルギーの貯蔵物質となるものがある。前者の典型的なものが細胞壁の主成分であるセルロースなどの食物繊維で、後者の代表が、植物に貯えられるデンプン、動物の場合には筋肉や肝臓に貯えられるグリコーゲンである。

腸内細菌のエサになる糖アルコール

食物繊維やオリゴ糖のほかに、腸内細菌のエサとして注目されているのが、糖アルコールである（図2-2）。糖アルコールは糖質甘味料に分類されるもので、天然にも存在している。たとえば、キシリトールはイチゴやキノコに、ソルビトールはリンゴ、ナシ、ナナカマドに、マンニトールは昆布に含まれている。

糖質甘味料にはブドウ糖、果糖、麦芽糖のほか、先に述べたオリゴ糖類が含まれるが、糖アルコールは胃や腸で消化・吸収されにくい糖質なので、砂糖などに比べてカロリーが二分の一から三分の二程度しかない。糖アルコールはしっかりとした甘味を持ちながら、血糖値を急激に上昇させず、インスリンの分泌も刺激しないので、糖尿病の人たちの甘味料として使われている。糖アルコールのなかで、虫歯を抑える物質として注目されているのが、キシリトールである。

糖アルコールが腸内細菌のエサになると述べたが、キシリトールに関しては、栄養として利用できる細菌と、できない細菌がある。多くの腸内細菌はエサにできるが、虫歯原因菌や肺炎球菌はエサにすることができない。むしろ、キシリトールの代謝産物が細菌の増殖を抑え、究極的には細菌を死滅させる。虫歯を予防するキシリトールがチューインガムなどに混ぜて使われるのは、こうした理由によるのだ。

また、キシリトールは小腸ではほとんど吸収されず、八〇パーセントが大腸に達する。小腸や大腸では、ビフィズス菌や乳酸菌がキシリトールをエサにして乳酸発酵や酢酸発酵を起こす。ここで生じた乳酸や酢酸は腸の環境を酸性に傾けるため、腸内細菌のなかで酸性を好む善玉菌の増殖が促進され、酸性を嫌うウェルシュ菌などの悪玉菌の増殖が抑制されるのである。

キシリトールは多くの野菜や果物に含まれているが、代表的なものを挙げておこう。日本歯科大学のホームページによれば、可食部一〇〇グラム当りのキシリトール含有量は、イチゴで三六二ミリグラム、カリフラワーで三〇〇ミリグラム、ほうれん草で一〇七ミリグラム、玉ネギで八九ミリグラム、人参で八六ミリグラム、レタスで三一ミリグラム、バナナで二一ミリグラムなどである。

このようにキシリトールに代表される糖アルコールは、腸内細菌、特に善玉菌であるビフィズス菌や乳酸菌のエサになって、それらの菌を増やし、結果的に免疫力を高めることに繋がるのである。

日本人の食物繊維摂取量

日本人の食物繊維の摂取量を詳しく調べた人がいる。国立健康・栄養研究所の池上幸江先生だ。池上先生は、食物繊維成分表と国民栄養調査から計算した日本人の食物繊維摂取量を水溶性と不溶性に分けて表にしている（図２‐４）。

これを見ると、いずれも戦後に減少していることがわかる。食物繊維全体では、一九五一年には一人あたり一日二七グラムであったものが、一九九四年には一六グラムになり、現在では、半分以下の一二グラムにまで減っている。

特に一九六〇年代の高度経済成長期に大きく低下し、その後は若干の変動はあるものの、今日まで少しずつ低下しているのである。その要因としては、穀類の摂取量の減少と、穀類の精白度が増したことが考えられる。

日本人の野菜摂取量も減り続けている。一九八五年には年間一人あたり一一〇・八キログラム食べていたものが、一九九九年には、一〇二・三キログラムになった。

参考までにアメリカ人の野菜摂取量を見てみると、一九八五年以来増え続けており、九五年以後は日米の一人あたりの野菜摂取量は逆転してしまっている（図２‐５）。

アメリカ人の野菜摂取量が増えた結果、アメリカ人の全がんの発生率は減少に転じているが、日本では、全がんの発生率が増加傾向のままである。

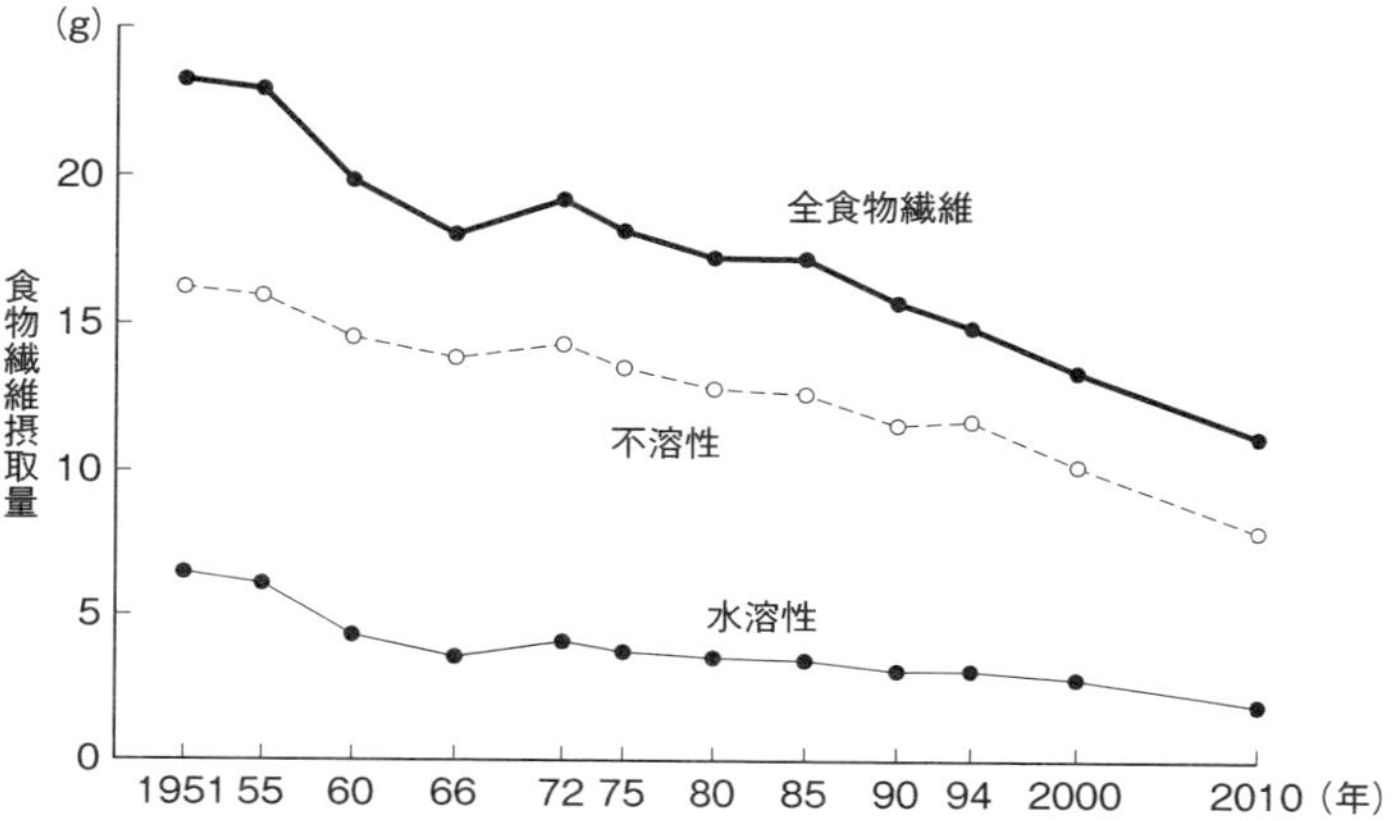

図 2-4　日本人の食物繊維摂取量（1 人 1 日あたり）の経年的変化
（池上幸江「日本食物繊維研究会誌」1997 を改変）

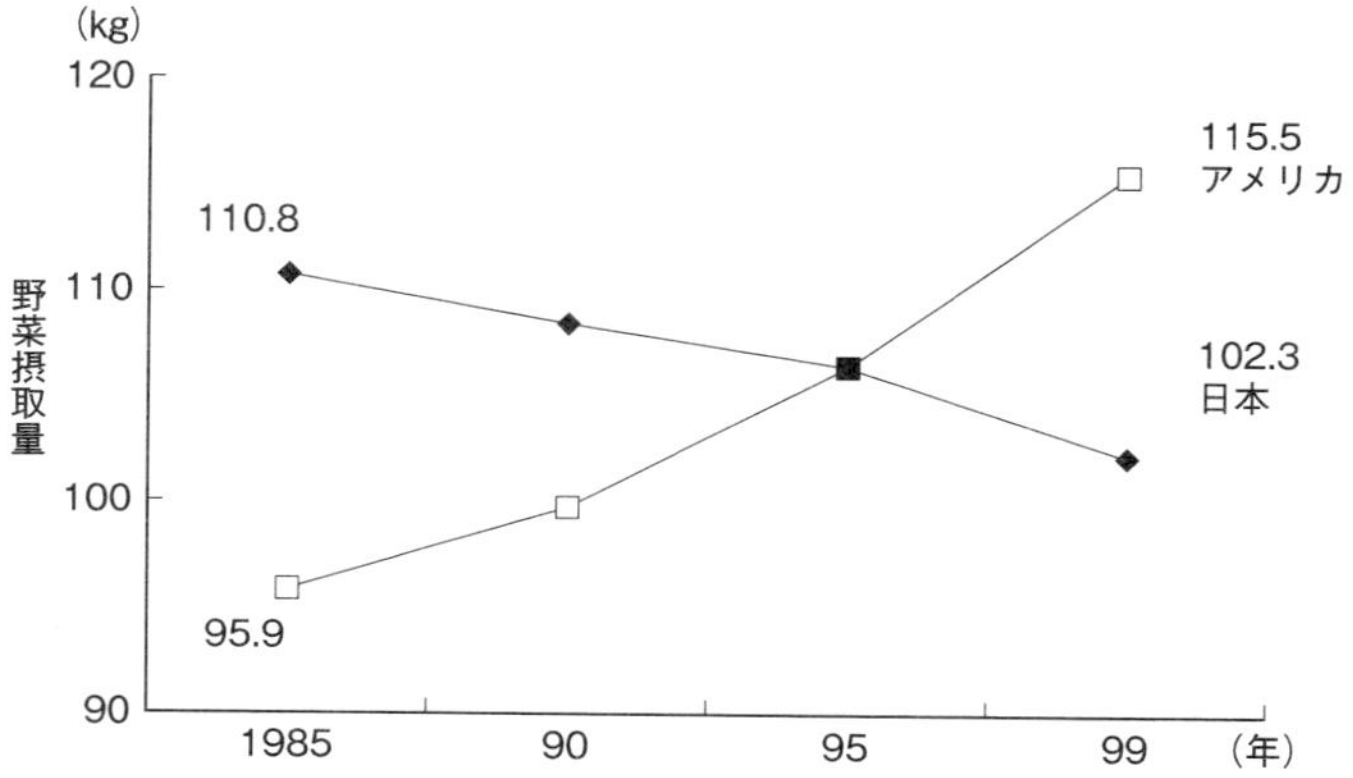

図 2-5　日本人とアメリカ人の野菜摂取量（1 人 1 年あたり）の変化
（「ヘルスツリーニュース」No 162, 2006）

これらの調査結果から、腸内細菌の量も減っていると考えられる。なぜなら、腸内細菌は食物繊維をエサにしているからだ。腸内細菌が減ってしまったために、日本人の免疫力が低下し、がんの発生率が増え、アトピーなどのアレルギー性疾患や、うつなどの「こころの病」が増えてきたのだろう。

次に、諸外国の食物繊維摂取量を比較してみよう。各国の食料需給表を用いて、エリザベス・ブライト＝シーという学者が計算した表がある（図２‐６）。それによると、メキシコ人が最も多くの食物繊維を摂っていることがわかった。日本人の実に三倍である。ついでルーマニア、ポルトガル、ブルガリアの順である。

驚くべきことに、日本は食物繊維摂取量がむしろ少ない国に属していて、ドイツやアメリカとほぼ同じである。そのほか食物繊維の少ないのは、スウェーデン、オランダ、フィンランド、

メキシコ	93.6
ルーマニア	88.1
ポルトガル	71.4
ブルガリア	68.1
ギリシャ	62.4
チリ	55.9
イスラエル	52.2
ハンガリー	51.6
スペイン	51.3
コスタリカ	48.3
チェコスロバキア	45.4
ウルグアイ	42.3
キューバ	42.2
トリニダード・トバゴ	39.7
オーストリア	39.6
ポーランド	37.2
シンガポール	36.6
イタリア	36.1
ノルウェー	35.3
香港	35.0
デンマーク	32.5
日本	31.9
西ドイツ	28.0
アメリカ	27.4
フランス	25.3
カナダ	24.6
ニュージーランド	24.0
スイス	23.7
イギリス	23.5
フィンランド	23.1
オランダ	22.1
スウェーデン	22.1

図2-6　１人あたりの食物繊維摂取量の国際比較（g/1日）（Bright-See, E: Am J Clin Nutr. 39,823,1984）

イギリス、スイスといった国だ。

「日本人がメキシコ人より死ぬ」理由

「五年間で一六万人」。これは一体何の数字だろうか。実は、自らの命を絶ってしまった日本人の数なのである。これまで述べてきたように、日本人の自殺率は先進国のなかでも高く、特徴として、中高年の成人男性の自殺率が高いことが挙げられる。

物質的な豊かさは世界有数で、一見すると幸せに満ちているように思える国で、なぜ自殺してしまう人が多いのか。これについては、近年の日本人の自殺者の増加が失業率と連動していることから、自殺の主な原因として不況を挙げる人も多い。しかし、このような傾向は、ほかの先進国では見られないことに気づくべきである。

かつてスウェーデンの自殺率は日本の一・五倍だった。世界中が不況に見舞われているなか、スウェーデンの失業率もやはり二パーセントから八パーセント台に上昇した。しかし、その自殺率は日本の半分になっていたのである。つまり、不況を自殺者数の増加の理由にすることはできないのだ。

また、国民がほとんど自殺をしない国もある。それは、経済的には、常に困窮しているといってもいいメキシコである。自殺率は日本の六分の一以下で、世界で最も低い位置にいつづけている。メキシコは自殺と無縁の国なのだ。

では、日本とメキシコの違いはどこにあるのだろうか。

私は、腸内細菌がポイントだと思う。腸内細菌のエサである食物繊維を世界で最も多く摂取している国が、ほかでもないメキシコなのである。

『メキシコ人はなぜハゲないし、死なないのか』（文春文庫）という面白い本がある。著者の明川哲也さんが、そのなかで「日本人が自らよく死に、メキシコ人が死なない」理由を詳しく述べている。

明川さんは、世界各国のたんぱく質摂取量におけるインゲンマメなどの豆類の比率を、その国の自殺率と比較している。その結果、食物繊維を多く摂っているメキシコの自殺率が低く、逆に食物繊維の摂取率の低い「便秘国家」が、おしなべて自殺大国だったというのである。

食物繊維は腸内細菌のエサとなって腸内細菌が増え、結果的に免疫力が上昇するのだが、私たちはストレスを受けると、体内にコルチゾールが増える。コルチゾールは副腎皮質から分泌され、糖代謝、たんぱく質や脂質の代謝にも関与する、生体に必須のホルモンなのだが、分泌される量によっては、免疫機能を担っているNK細胞活性が低下してしまうのだ。しかし、食物繊維を多く摂っていると、NK細胞の活性低下が見られなくなることが明らかにされている。つまり、食物繊維によって、「生きる力」が増強されているのである。

「メキシコ人がハゲないし、死なない」理由について、明川さんは食物繊維の摂取量のほかに、トマト、トウガラシ、そして「自分を信じること（認知）」を挙げ、それらを「四つの宝」と呼んでいる。

メキシコ人は毎日のように、サルサソースとしてトマトを食べてきた。自殺率が低いのは、トマトに含まれているリコピンが大きな働きをしているという。リコピンは強力な抗酸化力を持ち、精神の安定に役立っている。また、トマトの赤い色は、太陽からの贈り物であり、「色を食べる」ことは、一人では生きていくことのできない私たちが、「他の命の恩恵を受ける」という行為に通じる、と明川さんは述べている。

また、トウガラシに含まれるカプサイシンは粘膜の分泌を促し、体液の循環を盛んにさせる。さらに、カプサイシンが痛覚を刺激するため、脳に痛みの信号が伝わり、体内鎮痛用のエンドルフィンを分泌させる。これが逆に体に快感を与え、こころに溜ったうつさえも和らげるというのだ。そして最後に、メキシコ人が「自分を信じる」技術に長けていると指摘しているのである。

心理研究所で乳酸菌の研究

先日、私の研究室に中国科学院・心理研究所の金鋒《きんほう》教授が訪ねてこられた。「腸内細菌のことで議論したい」というのである。実は金教授と私は初対面ではなく、以前金教授が東大の大学院生だった頃に会ったことがあった。金教授を私の研究室に連れてこられたのは、尾本恵市東大名誉教授なのだが、金教授の指導教官が尾本教授で、私も「人類の家畜化現象」の学際的研究のために作られた尾本研究班の班員に選ばれたことがあったのである。

金教授の最近の業績を見てみると、乳酸菌に関するものが並んでいた。なぜ、心理研究所の教授が乳酸菌なのだろうと疑問に思ったので、

「金先生は、たしか東大理学部の人類学研究室にいらしたのではないですか」と尋ねると、

「そうです。私は博士課程を終えた人類遺伝学博士ですよ」と金教授。

「なぜ、人類遺伝学の金先生が乳酸菌を研究することになったのですか」

「それは、乳酸菌でうつ病を防ぎ、自殺予防ができると確信したからです」

「日本の心理研究所には、細菌学の研究者など一人もいませんが」

「中国では逆で、日本のように心理学の研究者が心理研究所にいることはなくて、最も多いのが遺伝学者、次に多いのが病理学者なのです。私のような細菌学者もいます」


金教授も、はじめは多くの研究者と同じように、人間の姿・形、そして病気はすべて遺伝子に書き込まれている設計図どおりに作られるものだと考えていた。だから、遺伝子を解明することで、病気の予防や治療がすべてできるようになるだろうと、研究に没頭したのである。

二〇〇三年、ヒトゲノム解読の終了宣言が日米欧の研究グループによって行なわれ、ヒトゲノムの全貌が明らかになった。しかし、ヒトゲノムが解読されたからといって、病気が減ったわけでも、病気の新しい治療法が確立できたわけでもなく、それは、皮肉にも「遺伝子ですべてが決められているわけではない」ことを証明する結果となった。

一九〇八年に発見された「ハーディ・ワインベルグ平衡」という理論がある。これは、イギリスの数学者ハーディと、ドイツの医学者ワインベルグがそれぞれ独自に見出した理論で、ある集団において、一、集団のサイズが十分に大きい。二、雌雄間の交配がランダム（任意交配）である。三、突然変異が起こらない。四、他の集団との間で、個体の流出・流入がない。

五、遺伝子型や表現型の違いによる自然選択がない。という一定の条件の下では、その集団の遺伝子の頻度は何世代を経ても同じである、というものだ。つまり、そのような集団では、遺伝的な病気を持つ人が子どもを持ったとしても、あるいは持たなかったとしても、将来、遺伝子が原因でなる病気の確率は変わらないことになる。

遺伝子の研究に行き詰まりを感じ、悩んでいた金教授が出会ったのが、乳酸菌だったのである。

乳酸菌で豚がおとなしくなった

金教授が乳酸菌に引きつけられることになった大きな事件がある。SARS（重症急性呼吸器症候群）の流行だ。二〇〇三年二月、中国からシンガポールへ向う飛行機のなかでアメリカ人の男性が肺炎を起こし、入院先のハノイの病院で死亡した。さらに、彼の処置にあたった医師や看護師数人が同じような症状で死亡した。

この新型ウイルスの流行が世界を震撼させたことは記憶に新しいが、特に中国では流行の拡大と死亡者の増大で大混乱をきたしていた。

騒動のなか、金教授の友人にSARSに罹ってしまった人がいた。苦しい毎日を送っていたのだが、日本人の学者からもらった乳酸菌を飲んでいるうちに、SARSがすっかり治ってしまったというのである。友人はその効能に非常に驚き、金教授にこの乳酸菌の遺伝子解析を頼んだ。これが金教授と乳酸菌の出会いである。

ＳＡＲＳの流行拡大で、研究室から外に出られない状態が続いていた折でもあり、金教授は乳酸菌に関する論文を千本以上読んだ。その結果、「乳酸菌のような菌と共生すれば、人間の体の病気もこころの病気も治るのではないか」と考えるようになったというのである。

金教授は乳酸菌の実験動物として豚を選んだ。豚は何でも食べる雑食動物という点で人間とよく似ているし、腸内細菌についても、人間とほとんど同じ種類が同じような割合で存在しているからである。腸内細菌という視点からみると、豚は猿などよりはるかに人間に似ている。罹ってしまう病気も、豚と人間はよく似ているのだ。

金教授は、広州の花都と清遠にある農場で、豚に乳酸菌を混ぜたエサを与える研究を始めた。その結果、いずれの農場の豚も乳酸菌を混ぜたエサを与えてから、わずか二～三週間後にはさまざまな病気が治りはじめたのである。そして、不思議なことが豚に起こった。急におとなしくなり、人になつくようになったのである。そればかりか、豚舎の臭いがあまりしなくなった。乳酸菌を混ぜたエサを与えた豚舎の豚とそうでない豚とで、あらゆる面で驚くほどの違いが現われてきたのである。

さらに驚くべきことに、豚の肉質が格段によくなっていた。食品研究センターで測定すると、乳酸菌を与えた豚の肉のたんぱく質は、日本の普通の豚肉が一〇・〇五パーセントだったのに対して、その二倍以上の二一・六八パーセントになっていた。おいしさの素になるイノシン酸は、日本の標準の豚肉が〇・〇〇九パーセント、鹿児島の黒豚でも〇・〇四パーセントなのに対して、乳酸菌を与えた豚は、〇・一七パーセントにもなっていたのである。

この実験結果から金教授は、乳酸菌が人間の体やこころの病気にも効果を発揮するに違いないと確信したのである。

乳酸菌の効用

母乳を飲んだ赤ちゃんはスヤスヤとよく眠る。それは、ミルクによって増殖した乳酸菌が「幸せ物質」を作っているためだからと考えることもできるだろう。

英語に「バタフライ・イン・ガット」という表現がある。チョウが腸（ガット）のなかで暴れている。つまり、イライラするという意味だ。また、中国語の「忐忑不安（タントーブーアン）」という言葉は、腸が上に行ったり、下に行ったりして、こころが不安になるという意味である。

自閉症やうつ病の人たちの多くは、自分の好きな物ばかりを食べてしまう傾向がある。すると、腸内細菌の種類が少なくなり、セロトニンやドーパミンの合成がうまくできなくなってしまう。

また、バランスの悪い食事や、保存料などの食品添加物の入った体によくない食品ばかり食べていると、体内に硫化水素という神経毒が生じてくる。それが体臭を強めたり、気持ちをイライラさせたりするのだが、乳酸菌はその硫化水素を分解することも明らかにされているのだ。

自殺の原因やいろいろな精神疾患を調べた結果、社会的、心理的な原因のほかに、生物学的な要素があることに気づいた金教授は、人間の性格も乳酸菌で変わるのではないかと考えた。

そこで、一流科学雑誌に「自殺が乳酸菌で防げる」という論文を投稿したのだが、雑誌のレフリー（外部の専門家）から「乳酸菌の働きが人の精神状態にまで影響を及ぼすことは考えられない。心理学の知識が不足している」と却下されてしまったという。

しかし、それでも金教授は、自殺は乳酸菌で防げると信じ、どんな種類の乳酸菌をどの程度の割合で混ぜれば、脳内の「幸せ物質」であるドーパミンやセロトニンを多く増やせるかという研究を続けているのである。

すでに述べたように、乳酸菌をはじめとする腸内細菌が、たんぱく質の分解産物であるアミノ酸を分解してドーパミンやセロトニンの前駆体を作り、それを腸の神経細胞が脳まで送っている。繰り返すが、腸内細菌がいなければ、せっかくたんぱく質を摂り入れても、腸内にドーパミンやセロトニンの前駆体はできないのである。

脳は、胎盤と同じように、すべての化学物質をガードして脳内に入れないようにしている。しかし、ドーパミンやセロトニンの前駆体は血液脳関門（ＢＢＢ）を通過し、神経細胞によって脳に届けられている。

消化管は、食物を消化するためだけにあるように思われているが、実際は、人間の感情や気持ちなどを決定する、重要な化学物質のほとんどを作り出しているのである。

セロトニンの九五パーセントが腸で作られている

金教授と話した私は、我が意を得たりと嬉しくなってしまった。私も、腸内細菌をバランスよく増やして免疫力を高めることによって、こころの病気が予防できるに違いないと考えていたからだ。

ところで、金教授の論文が一流科学雑誌に掲載されなかったと述べたが、レフリーがそう判断したことにも尤もな点がある。金教授は、乳酸菌を人間に投与した場合、どれだけのドーパミンやセロトニンが増えたかというデータを示していなかったのだ。しかし、それを証明するのは極めて難しいことなのである。なぜなら、人間の感情は複雑なので、乳酸菌以外の要因でドーパミンやセロトニンの量は簡単に増減してしまうからだ。

しかし、金教授の主張を裏づける研究もある。

まず、さきほど紹介したように、コロンビア大学のガーション博士が体内のセロトニンの九五パーセントが腸で作られていることを証明している。ガーション博士は、セロトニンの前駆物質（5‐ヒドロキシトリプトファン、5‐HTP）に放射線をラベルし、マウスに注射した。その放射性5‐HTPが速やかにセロトニンに変化し、腸に蓄えられることを証明したのである。

このことから、生体内のセロトニンの九〇パーセント以上が、胃幽門部から大腸の腸クロム親和性細胞内で合成され貯蔵されていることが分かったのである。セロトニンは血小板にも約八パーセントが存在しているが、それは腸管粘膜から遊離したものを取り込んでいるにすぎない。この結果によれば、残りの約二パーセントが中枢神経に存在していることになる。

また、セロトニンなどの前駆体が血液脳関門（BBB）を通過する際に、食べ物によって影響を受けていることも分かった。たんぱく質を摂取すると、セロトニンなどの前駆体の脳内の取り込みが抑えられ、炭水化物を摂取すると、逆に取り込みが増加するというのである。

このような現象がなぜ起こるのかについては、まだはっきりした答えは出ていないが、腸内細菌が前駆物質を作っていると考えれば、説明することができる。たんぱく質は腸内細菌のエサにはならないが、炭水化物を摂取すれば、腸内細菌のエサとなり腸内細菌が増えるからである。実際、高たんぱく食や高脂肪食を摂っていると、腸内細菌が減少して自己免疫疾患が生じるという動物実験の結果も報告されている。

しかし一方で、炭水化物食の摂りすぎによって腸内細菌に異常が生じ、それによってヒスタミン生成が促進され、アレルギー反応を示すという例も報告されている。

実は、セロトニンという物質は、腔腸動物の時代から、生物にとって重要な腸内の神経伝達物質だった。脳のない動物にとって、腸はいろいろな情報を発信する器官であると同時に、生体防御の重要な器官でもあったから、腸は腸内細菌の力を借りて、免疫力を作り、セロトニンなどの神経伝達物質を作ったのだろう。それが私たち人間の体のなかにも、脈々と受け継がれてきたものと考えられる。

ストレスの腸内細菌叢への影響

これまで、ストレスが加わった場合に、腸内細菌がどのように変化するかという研究はほとんど行われてこなかった。しかし最近では、身体的なストレスばかりでなく、心理的ストレスによって腸内細菌叢が変化することが、アカゲザルを使った実験で証明されている。

乳児のサルを母親と引き離すと、三日目から腸内細菌、特に乳酸菌が減少しはじめるという結果が報告されている。しかも、この乳酸菌の減少は、乳児のストレス関連行動と相関していることが明らかにされた。

また、これもアカゲザルを使った実験で、妊娠中の母体に聴性ストレスを負荷すると、生まれたサルの乳酸菌などの腸内細菌が減少することも明らかにされている。つまり、母体へのストレスが世代を超えて子どもに伝播される可能性が示されたのである。

動物ばかりでなく、人間でも、怒り、不安、恐怖などの心理的ストレスによって、腸内細菌叢が変動することが報告されている。

旧ソ連では、宇宙飛行士の腸内細菌叢が調べられている。それは飛行前から変化しはじめ、飛行中は、善玉菌である乳酸菌とビフィズス菌が減少し、悪玉菌の腸球菌とクロストリジウム菌が増えるという異常が認められた。また、阪神淡路大震災の前後で、血液疾患患者の腸内細菌叢の変化を検討した研究でも、やはり善玉菌が減少し悪玉菌が増加しているという結果が報告されている。

二〇一一年三月一一日に発生した東日本大震災は、これまで経験したことがないほどの甚大な人的物的被害をもたらした。建物被害は全壊だけで十万戸以上に及び、震災後五ヶ月を経ても、多くの人たちが避難所暮らしを余儀なくされている。関係者によれば、今回の災害によるＰＴＳＤ（心的外傷後ストレス障害）の発症は、過去最大のものになるだろうという。

今回のような大災害では、ほぼ全員が急性ストレス障害の反応を起こす。ほとんどの人は、一ヶ月以内に回復するが、それ以上続くような場合には、ＰＴＳＤとしてカウンセリングやケアが必要となる。今回の震災では、こころのケアチームが介入して、ＰＴＳＤの発症の予防に懸命の努力が続けられている。

しかし私は、ＰＴＳＤの予防や治療は、こころのケアだけでは十分ではないと思う。今回のように、あまりにも多くのものが失われた災害後のストレスは計り知れない。しかも、長引く避難生活による身体的・心理的なストレスが加わるのだから、腸内細菌叢のバランスが極端に悪化しているはずである。ＰＴＳＤの予防や治療には、まず、身体的・心理的なストレスを除くための具体策を講じなければならないが、その次には、腸内細菌叢を正常に戻せるよう食環境を改善しなければならない。

これまでは、このような身体的・心理的ストレスが腸内細菌叢を変化させるメカニズムについて、免疫機能の抑制や腸管運動の変動が間接的に影響しているのではないかと考えられていた。しかし最近では、ストレス時に消化管の一部で放出されるカテコラミン（神経伝達物質の一種）の直接的な影響が注目を集めている。以前から、カテコラミンに曝されると大腸菌の増殖が活発になり、腸管での病原性が高まることは知られていたが、その大腸菌の増殖に、大腸菌が持っている「カテコラミンに対するレセプター」（QseC）が深く関与していることが分かったのだ。また、カテコラミンによる病原性の増強効果は大腸菌以外の細菌でも確認されている。

ストレスを受けると、人はなぜいろいろな感染症にかかりやすくなるのか。これは感染症や免疫学の研究者にとって長年の課題だった。これまでは、ストレスが人の免疫力を低下させ、その結果、いろいろな細菌の増殖を許すのだと考えられてきたが、これら一連の研究によれば、ストレスによって生じたカテコラミンを細胞が直接受け取ることによって、細菌の病原性が高まるためだということになる。

この先駆的研究を中心になって行なってきたM・レイテ博士は、カテコラミン、ヒスタミン、アセチルコリンなどの神経伝達物質の合成に関与する酵素が、細菌から直接人間に伝達されるとして、「細菌内分泌学」という考えを提唱している。

細菌間の情報伝達に使われている物質が、「細菌界」という枠を越えて、その宿主である人にも作用していることが明らかにされているのだ。細菌と宿主の間で、同じ情報伝達物質が使われ、相互に作用しているということから、生物進化における腸内細菌の存在意義が改めて明らかにされたことになる。

HPA軸と腸内細菌

人をはじめとする生体は、有害なストレスに曝されると、主としてHPA軸（視床下部―下垂体―副腎軸。体と脳をつなぐ回路）と交感神経系を活性化させ、外界の変化に速やかに順応している。

この重要な生体防御反応を構成するHPA軸の発達や成熟には、生後の環境要因が深く関係している。たとえば、生まれた直後に母性愛を失ってしまった母親に育てられると、成長後のＨＰＡ軸の反応が亢進しつづけ、結果的に脳機能の障害を招くという。

また、長期にわたってＨＰＡ軸が亢進しつづけると、海馬神経細胞のアポトーシス（細胞死）が起こり、記憶など高次脳機能に深刻な障害をもたらすというのである。このことは、マウスばかりでなく、ヒトでも証明されている。

母マウスが子どもを舐めたりする授乳期の母性行動の強さと、成長後のＨＰＡ軸の反応性が逆相関していることも明らかにされている。つまり、生まれた直後の母親の愛情が、将来の子どものこころの状態を決めているということだ。

九州大学大学院の須藤信行教授（心身医学）は、生後すぐに定着してくる常在細菌叢が外界因子としてＨＰＡ軸の発達に深く関与しているのではないかという仮説を立て、さまざまな人工菌叢マウスを作製して、ストレスと腸内細菌との関連を研究している。

その結果、腸内細菌叢はＨＰＡ軸の反応性を決定する重要な環境因子のひとつであることが明らかにされた。

須藤教授は、腸内細菌がまったくいないマウス（ＧＦマウス）と、常在腸内細菌のいるマウス（ＳＰＦマウス）に拘束ストレス（狭い容器に入れたり、体の自由を奪ったりする）を与えたところ、ＧＦマウスではＨＰＡ軸の反応性が亢進し、ＳＰＦマウスでは反応性が少なかった。そのＧＦマウスをＳＰＦ化する（常在腸内細菌が棲むようにする）と、そのＨＰＡ軸の亢進が抑えられたという。

さらに、ＧＦマウスとＳＰＦマウス間で、脳内神経成長因子や脳内伝達物質の濃度を比較したところ、ＧＦマウスは海馬や前頭葉でのＢＤＮＦ（脳由来神経成長因子）、ノルエピネフリン、セロトニン濃度がＳＰＦマウスと比較して、有意に低下していることが明らかになった。

つまり、腸内細菌叢の違いによって、人の成長後のストレス反応性が異なること、腸内細菌叢は脳内に神経成長因子や伝達物質を送っていることが明確に示されたのだ。

やはり、日本人にうつ病などの「こころの病」が増えてきたのは、腸内細菌が減ったことが原因だったのである。

心地よさを記憶する物質

二〇〇〇年のノーベル医学生理学賞は、ドーパミンの研究をしたアービド・カールソン博士に授与された。ドーパミンは神経伝達物質で、人間の性欲、感覚、興奮のメッセージを伝える機能を持っている。人間が人を愛するのも、麻薬や酒、たばこがやめられなくなるのも、すべてこのドーパミンが関与している。ドーパミンは、好きになって、やめられないものを記憶する物質なのである。

ドーパミンは男女間の深い愛情関係を作り上げる化学物質なので、ドーパミンが十分にあれば、一人の異性に対して愛情を持ち続けることができる。しかし、足りなければ、簡単に浮気するようになってしまうだろう。

アメリカのフロリダ州立大学のブランドン・アラゴナ博士は、草原ハタネズミを使って興味深い実験を行なっている。このネズミでは、一度カップルになると婚姻関係がずっと続くのだが、あるカップルのオスの脳液からドーパミンを分離し、まったく関係ない若いオスのハタネズミに注射すると、この若いハタネズミは、同世代のメスには一切興味を示さず、ひたすらドーパミンを抽出したネズミのカップルのメスに求愛しつづけたという。

この実験から、ドーパミンは「幸せを記憶する物質」であることが分かった。幸せは「心地よい記憶の持続」と言い換えることができる。ドーパミンは他人のよいところを覚えている物質ともいえるだろう。逆にドーパミンが足りないと、悪いことばかり思い出すようになってしまう。

幸福感を作り出す、もう一つの神経伝達物質はセロトニンである。セロトニンが足りないと、疲れやすくなり、集中力が持続できなくなる。

セロトニンやドーパミンを脳内に増やすには、たんぱく質と腸内細菌が必要だ。そして、ストレスを受けないようにすることも大切である。なぜかというと、精神的なストレスを受けると、脳内のセロトニンなどが一挙に少なくなってしまうからである。

私たちの行動を決めているのは、脳による思考というよりも、腸内細菌が作り出すドーパミンやセロトニンによるものなのである。

アレルギー性疾患の増加

セロトニンは人間の体内では独自に合成されないので、セロトニンを増やすためには、たん

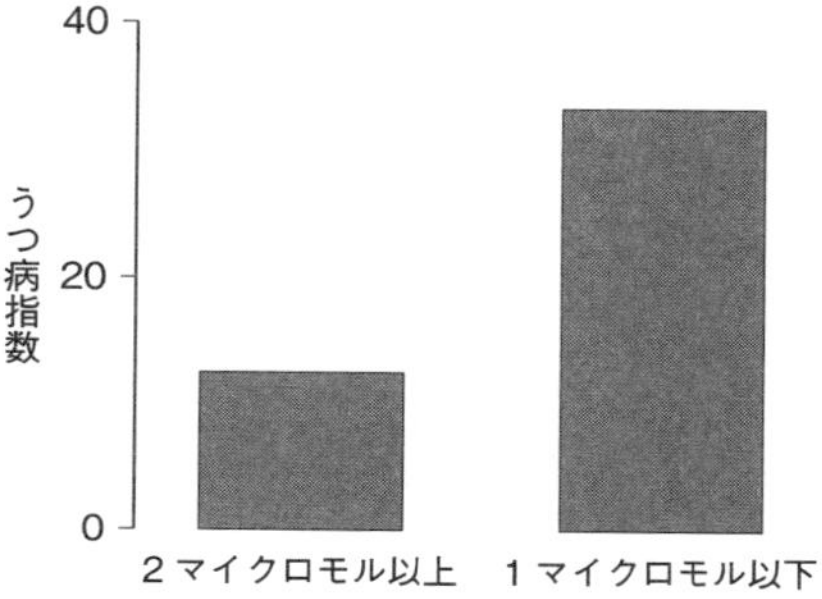

図 2-7　血中のトリプトファン濃度が低くなるとうつ病になる人が増える
(P. L. Delgado ら. Arch Gen Psychiatry 47,1990)

ぱく質を食べ物から摂らなければならない。摂取されたたんぱく質が分解されてできたトリプトファンというアミノ酸が、腸内細菌の作用で、セロトニン前駆物質に変えられ、脳に送られるのである。

ペドロ・L・デルガド博士は、血中のトリプトファン濃度を測定し、その濃度が低いほど「うつ病指数」が増加することを明らかにしている（図２・７）。

しかし、たとえ血中にトリプトファンが多量に存在していたとしても、腸内細菌の数が少なければ、脳内のセロトニン量は増加しない。

日本人の腸内細菌が戦後急速に減少してきたことについて、日本人の糞便の量や、食物繊維の摂取量の推移のデータを上げて説明してきたが、ここで、免疫力の低下とともに、うつなどの「こころの病」ばかりでなく、アレルギー性疾患が増えてきたことについても触れておきたい。

繰り返すが、私たちの免疫の約七〇パーセントは腸内細菌によって作られている。腸内細菌が少ないと、免疫が低下し、アトピーや喘息、花粉症といったアレルギー性疾患が生じるわけであるが、スギ花粉症の日本人第一例は日光市の成人で、一九六三年のことだった。

また、花粉症だけでなく、アトピーや喘息などのアレルギー性疾患は、すべて一九六五年頃から日本人に見出されるようになった。アレルギー性疾患は、まさに「現代病」なのである。

もう一度、五八ページの食物繊維の摂取量（図２‐４）を見てほしい。一九五一年には、一人あたり、一日二七グラム摂っていた食物繊維の摂取量が、一九六六年には一八グラムに減っている。その頃から、喘息などのアレルギー性疾患にかかる日本人が現れはじめたのである。一六グラムになった一九九四年頃から、うつ病になる人が増えはじめた。そして、現在、日本人の食物繊維摂取量は、戦前の半分以下の一二グラムにまで減少している。その結果、アレルギー性疾患や、うつなどの「こころの病」に悩まされる日本人が急激に増加してきたのである。

つまり、食物繊維の摂取量の減少と反比例して増えてきた「現代病」が、アレルギー性疾患とうつなどの「こころの病」なのである（図２‐８）。

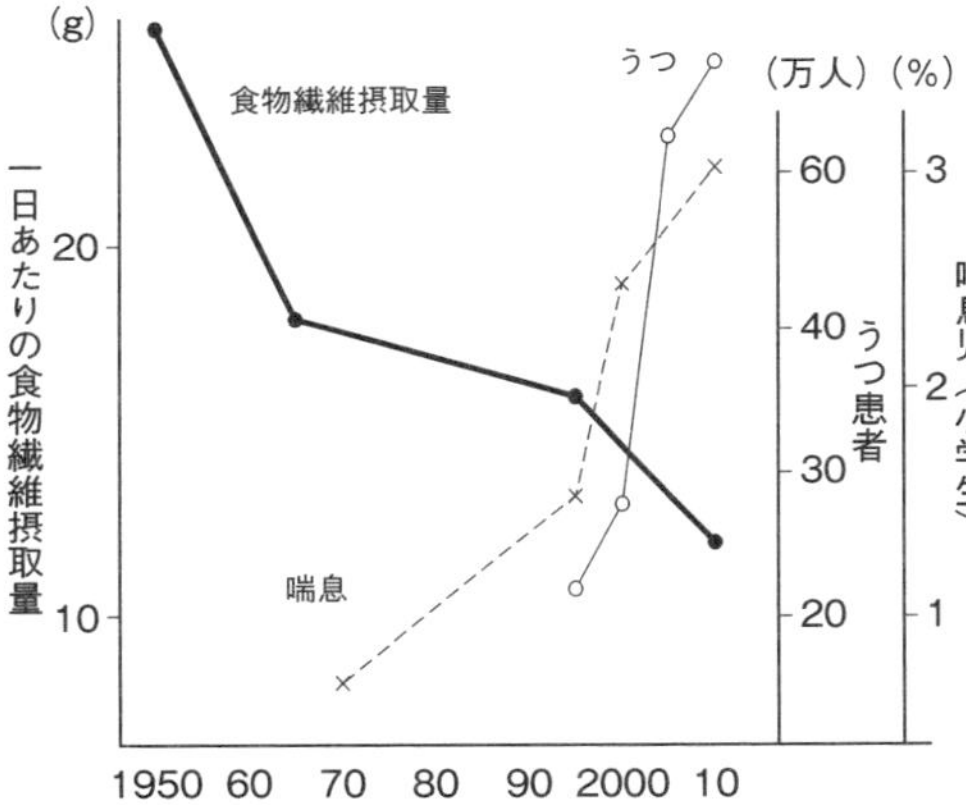

図 2‐8　日本人のうつ患者、喘息児の増加と食物繊維摂取量の減少（藤田紘一郎『アレルギーの９割は腸で治る！』だいわ文庫、2011）

第三章　こころの健康は食べ物から

「こころの病」を防いでいた日本の伝統食

私たちが、保存料などの食品添加物の入った食品を食べるようになったのは、四、五十年前からのことだろう。その結果、冗談ではなく、日本人の死体は腐りにくくなった。人間ばかりではない。イヌやネコの糞がいつまでも路上や公園などに残るようになった。

ペットボトル入りのジュースやコーラ、缶コーヒーなど、私たちの周りには、砂糖含有量の多い飲み物が溢れ、簡単に入手することができる。食事やおやつの時間にも、お茶ではなく、砂糖の入った飲み物を飲む人も多い。

その清涼飲料水のなかに、どれくらいの砂糖が入っているかご存じだろうか。たとえば、いわゆる五〇〇ミリリットルのスポーツドリンクには、砂糖にすると二五~五〇グラム（小さじ五~一〇杯分）の糖分が入っている。通常タイプの缶コーヒーには四五グラム（約九杯分）、低糖タイプのものでも一五グラム（約三杯分）入っている。ちなみに、「カロリーオフ」という表示は、飲料水の場合、一〇〇ミリリットルあたりのエネルギー量が二〇キロカロリー以下の場合に表示できる。また、「ノンカロリー」でも、一〇〇ミリリットルあたり五キロカロリー未満のエネルギー量がある。つまり、エネルギーが少ないだけであって、カロリーがまったくないということではないのだ。

ある中学校で、ジュースやコーラ、コーヒー、紅茶などのペットボトル入りの清涼飲料水の砂糖含有量を調べた。すると、砂糖の量が全体の三〇パーセント近くを占めるものがあることが分かった。生徒たちが、同じ容量の水に同量の砂糖を溶かして飲んだところ、全員が甘すぎて飲めないという反応を示したという。ところが、ある種の食品添加物を加えると、甘さが消え、おいしいと感じ、また飲みたくなったのだ。

ハンバーガーなどのファストフードの食品にも、いろいろな食品添加物が入っている。一度食べて味を覚えてしまうと、また食べたくなるようにされているのだ。

日本人が昔から食べてきた伝統食について、食事内容による遺伝子の違いを観察した、興味深い報告がある。日本食を飼料にしたマウスは、欧米食を飼料にしたマウスと比べて、遺伝子の修復や解毒酵素など、ストレスに対応する遺伝子の発現量が少なく、逆に、脂質などの代謝に関わる遺伝子の発現量が多かったという。つまり、日本の伝統食はストレスに対する抵抗性があることがわかったのである。

また、日本の伝統食品である漬け物、味噌や醬油などには、植物由来の乳酸発酵菌が多く、ストレスで乱れた腸内細菌のバランスを整えてくれることも分かっている。

日本型の食品素材を食べ続け、体とこころの健康状態の変化を調べた研究がある。それによると、五日間の実験後、中性脂肪やコレステロール値が改善され、気分状態プロフィールテスト（ＰＯＭＳ）による「怒り―敵意」「緊張―不安」「抑うつ―落ち込み」「疲労」の尺度が好転したという。ＰＯＭＳは、人間の情動を気分や感情、情緒といった主観的側面からアプローチすることを目的として、一九五〇年代から六〇年代初めにかけて、アメリカで開発された心理検査だ。「緊張―不安」「抑うつ―落ち込み」「怒り―敵意」「活気」「疲労」「混乱」の六つの尺度から、疾病の有無ではなく、気分や感情を測定するもので、たとえば「緊張―不安」は「気が張りつめる」、「不安だ」などの九つの項目から構成され、得点が高ければ、より緊張していることを示す。いずれも得点が高いとその項目の度合いが高いことを示すが、「活気」だけはポジティブな項目であるため、得点が低いと活気が失われていることを示唆する。

この実験結果から、日本の伝統食はストレスを軽減し、体ばかりでなく、「こころの病」の発症も抑えていたことが明らかにされたのである。

砂糖がキレる若者を作る

さきほど清涼飲料水に含まれる砂糖の量を示したが、精製された砂糖を摂取すると、体に急速に吸収されるので、血液中には糖があふれ、膵臓などへの負担が増えることになる。

岩手大学名誉教授で臨床心理学者の大沢博博士は、近年多く見られる青少年の凶悪犯罪は、砂糖依存の食生活からくる低血糖が原因であると述べている。

砂糖依存に陥っている若者や子どもたちは低血糖になると、すぐにジュースや甘いお菓子を摂って血糖値を上げている。そうすれば、心身を安定した状態に保つことができるが、たまたま低血糖になったときに都合よく砂糖の補給ができないと、自律神経のバランスが乱れて、最悪の場合は凶悪犯罪を犯してしまうというのだ。

血糖値とは、血液中のブドウ糖の量のことで、正常値は空腹時一一〇㎎／dℓ以下、高い値が続くと糖尿病に移行し、低い値が続けば低血糖症となる。血糖値が五〇㎎／dℓ以下になると、イライラしたり、怒りや眠気、疲労感が出てきて、気分がうつ状態になる。そして四〇㎎／dℓ以下になると、意識を失ってしまう。

ご存じのとおり、私たちの体のエネルギー源になる三大栄養素は、糖質（炭水化物）、たんぱく質、脂肪である。体は、これらのエネルギー源を蓄えることができる。ブドウ糖はグリコーゲンに変化して肝臓や筋肉中に蓄えられ、脂肪は体脂肪となって皮下や内臓に蓄えられる。

一方、脳のエネルギー源はブドウ糖が主であるが、そのブドウ糖そのものをどこかに蓄えておくことはできない。常に血液によって脳まで運ばれているのである。つまり、血糖値の安定が維持できないと、当然のことながら、脳に送られるブドウ糖も安定しないことになる。

その結果、脳の働きにも影響が及ぶことになる。あるいは、ブドウ糖の量をコントロールしている、いろいろなホルモンのバランスが崩れて自律神経に影響を及ぼす。そうすると、不安感が助長され、恐怖心にかられるようになり、人によっては、凶暴性が増してしまうという。

清涼飲料水やケーキなどのお菓子、そして白米などの精製された炭水化物を摂ると、膵臓からインスリンが急速に分泌される。インスリンが細胞膜にあるインスリン受容体と呼ばれるものと結合して、細胞のなかにブドウ糖が入っていけるようになるのだ。その結果、血糖値は急速に下がる。そうすると、今度は脳にいくエネルギーが減ってしまうので、集中力の低下、強い眠気、うつっぽい症状などを引き起こすことになる。

下がりすぎた血糖値を上げようとして、アドレナリンやノルアドレナリンが急激に放出されると、今度は動悸や手足のしびれ、筋肉の強張りなどが出て、精神的にイライラしてくるというわけである。

このような血糖値の不安定な状態を繰り返していると、キレる若者が増えるばかりでなく、うつなどの「こころの病」にもなりやすくなると考えられている。

低血糖症は、血糖値が低くなる病気と思われがちだが、本当は、「血糖のコントロールが不良になり、適切な状態を維持できない」病気なのだ。この病気は、統合失調症やパニック障害などと間違われることがあるので、注意が必要である。

糖質制限食で体もこころも快適に

「医者の不養生」というたとえを地でいくようで恥ずかしいのだが、私は二度も糖尿病になってしまった。一度目は十年前にインドネシアで長期にわたる調査活動をした時のことである。暑いなかで、毎日激しく活動していたのだが、汗かきなので、脱水症状を抑えるためにスポーツドリンクを毎日、朝昼晩と飲み続けていた。

すると、急激に痩せてしまったのである。本当に一週間くらいのうちに、腹囲の脂肪組織はなくなり、腕の筋肉が細くなってしまった。体重は一挙に五キログラム以上減っていた。

尿はやけに泡立っていて、舐めてみると甘かった。そこで、血糖値を測ってみると、なんと空腹時で五〇〇㎎／dℓ以上になっていたのである。いわゆる「ペットボトル症候群」になってしまっていたのだ。

帰国後、後輩の糖尿病専門医に主治医になってもらい、徹底的な食事療法の指導を受けた。日本糖尿病学会推奨の「高糖質カロリー制限食」で、エネルギーの約六割を糖質から摂取するというものだった。しかしこの食事療法では、私の高血糖はなかなか改善されず、最後にインスリン療法を行なって、ようやく血糖値が正常になったのである。

その後は無事に過ごしていたが、二〇一〇年に、また急激な体重減少が始まってしまった。腹囲や臀部の脂肪組織、そして筋肉も急激に失われた気がして、体重がやはり一挙に五キログラム以上減ってしまった。血糖値を測ってみると、空腹時血糖が四五〇㎎／dℓ以上になっていた。

食生活を振り返ってみると、一度糖尿病を経験してから、カロリー制限のことばかり考えて食事をしていたことに気づいた。白米が大好き、ラーメン、餃子、チャーハンばかり食べていた。そして疲れた時には、アイスクリームやジュースなど、甘い物を摂取していたのである。

これでも知的労働者の端くれと自任していたから、脳には十分な栄養を補給しなければならないとも思っていた。脳の栄養はブドウ糖だけだと認識していたので、糖質はきちんと摂り、全体でエネルギーを抑えておきさえすればよいと考え、ステーキなどを食べるのは極力避けていた。

考えてみれば、今回の高血糖も体力が落ちる夏場に起こっていた。おそらく、私の糖尿病は、糖質の食べ過ぎと疲れによって、膵臓のβ細胞が疲弊したことに起因するものだったと考えられる。

糖尿病にはⅠ型とⅡ型がある。Ⅰ型は自己免疫疾患などでインスリンを分泌する膵臓のβ細胞が破壊されるものだ。そして、Ⅱ型にはインスリン分泌低下とインスリン抵抗性がある。インスリン分泌低下は、私のように長年の食習慣によってβ細胞が疲弊して、インスリンの分泌量が減ってしまうことにより血糖値の調整ができなくなるもの、インスリン抵抗性は、肥満などによってインスリンが効きにくくなって糖尿病になるものだ。

私は再び食事療法を試みることにして、江部康二氏（高雄病院理事長）が提唱している「糖質制限食」を行なうことにした。この食事療法は極めて簡単で、カロリー総数はあまり気にせず、「糖質を抜けばよい」というものだ。実践したところ、十年前に行なった「高糖質カロリー制限食」ではなかなか改善できなかった高血糖が、インスリン注射などは行なわずに、わずか二週間で空腹時血糖九〇㎎／dℓにまで低下したのである。そして、すぐにカッとなったりイライラすることの多かった私が、穏やかな気持ちで過ごせるようになった。

「糖質制限食」で血糖値が低下したばかりでなく、中性脂肪も速やかに減り、善玉コレステロールであるＨＤＬが増えた。そして、何よりもうれしかったのは、うつ気分になることも、逆に感情が爆発することもなくなったことである。

脂肪もたんぱく質も脳のエネルギー

九州大学で糖尿病の食事療法に関する興味深い調査が行なわれている。一九八八年、福岡県糟屋郡久山町の住民健診で、男性の一五パーセント、女性の九・九パーセントの人に糖尿病が見つかった。その人たちに対して、運動療法と食事療法の徹底的な指導が行なわれた。食事療法は私が十年前に行なった「高糖質カロリー制限食」である。

ところが、その結果は驚くべきものだった。十四年後の二〇〇二年の調査で、男性の二三・六パーセント、女性の一三・四パーセントが糖尿病になっていたのだ。十四年前より患者数が増えてしまっていたのである。

また、糖尿病の境界域の人たちにも運動療法と食事療法の指導が行なわれていたのだが、その人たちも含めると、男性五九・九パーセント、女性四一・三パーセントに激増していた。

運動療法が糖尿病の発症に拍車をかけたという可能性は考えにくいので、糖質たっぷりの食事療法が糖尿病を激増させてしまったとしか考えようがない。

さきほど、脳の主たるエネルギー源はブドウ糖だと述べた。私自身、脳を安定的に活動させるためにはブドウ糖の摂取は必須だと考えていたから、ふだんから糖質を摂るように心がけていた。久山町で指導された食事療法も、おそらくこのことを念頭に置いて、「高糖質カロリー制限食」にしたのだろう。

しかし、実際には、脳のエネルギー源はブドウ糖だけではない。ブドウ糖は大切なエネルギー源ではあるが、脳はブドウ糖しか利用できないわけではないのだ。実は、脳細胞のミトコンドリアのなかで、血液脳関門を通過したケトン体をエネルギーに変えて使っているのである。つまり、正確には「脳のエネルギー源は、糖とケトン体である」ということになる。

ケトン体とは、肝臓のミトコンドリアのなかで脂肪酸のβ酸化によって産生された、アセト酢酸、D-β-ヒドロキシ酪酸、アセトンの総称である。血液中に糖分が不足した「飢餓状態」では、脂肪組織がホルモン感受性リパーゼで活性化されて脂肪分解が亢進し、血液中に遊離された脂肪酸が肝臓に運ばれてケトン体が作られる。

つまり、エネルギー源としては、まず糖質が分解され消費されて、ついで脂質が分解され消費されるのだ。健康診断の尿検査で、ケトン体が陽性になった場合、「あなたは、今、とても空腹な状態ですね」といわれるのは、このようなメカニズムによるのである。

私の血糖値が五〇〇mg/dℓ前後になった二回とも、体重が急激に減少した理由もこれで説明することができる。膵臓のβ細胞が疲弊してしまうと、インスリンが分泌されなくなる。インスリンの働きはブドウ糖を細胞内に取り込みエネルギー源にすることなので、インスリンが分泌されなければ、当然のことながら細胞内のブドウ糖は不足し、飢餓状態と同じような代謝状態となる。つまり、エネルギー源として脂肪酸を優先的に使用するようになる。その結果、脂肪組織が減って体重が減少したのだ。

また、インスリンが作用する部位としては、脂肪組織のほかに骨格筋や心筋などの筋肉組織がある。骨格筋肉は通常、血糖の実に七〇パーセントを取り込んでエネルギー源としている。しかし、インスリンが分泌されなくなると、筋肉中にブドウ糖を取り込めないため、仕方なく

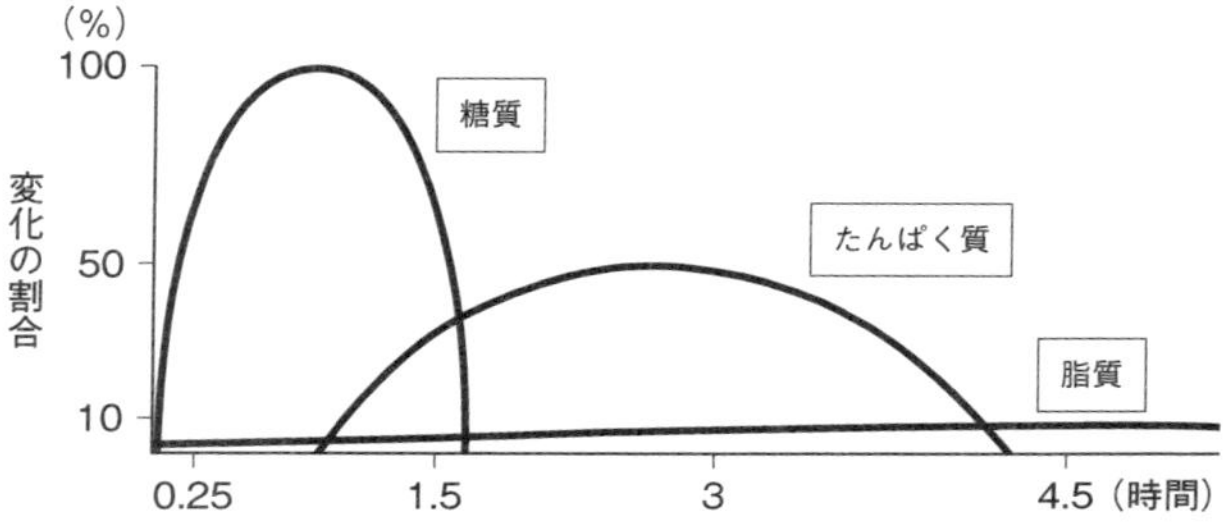

図3-1　糖質、たんぱく質、脂質による血糖値の変化
（江部康二『主食を抜けば糖尿病は良くなる！』東洋経済新報社、2005）

筋肉組織のたんぱく質がアミノ酸に分解され、主に肝臓で代謝されて、糖新生で約五〇パーセントがブドウ糖に変換される。私が糖尿病を患っていた頃、体重とともに筋肉も落ちてしまったのは、このような理由によるものだったのだ。

Ⅰ型の糖尿病はインスリンが分泌されないタイプなので、やはりブドウ糖がエネルギー源として使えないため、脂肪やたんぱく質をエネルギー源として使う。その結果、やはり血液中にケトン体が増えることになる。

糖質は摂取直後から血糖値を上昇させ、二時間以内にほぼすべてが吸収される（図3-1）。一方、たんぱく質の血糖値上昇ピークは食後約三時間で、その後一時間は高血糖を維持する。

このことから、脳の機能の安定を得るためには、血糖の変化を激しくさせてしまう糖質を摂るよりも、安定した血糖を導くたんぱく質を摂るほうがよいということになる。ただし、むやみに高たんぱく食を摂ると、肝臓や腎臓に負担がかかってしまうので、注意しなければならない。

ここで、ケトン体が脳内でエネルギーに変わるメカニズムを改めて整理しておきたい。

血液中の中性脂肪は脂肪組織で分解され、脂肪酸とグリセロール（グリセリン）に加水分解される。この脂肪酸は心筋や骨格筋において好まれて利用される代謝エネルギー源で、ブドウ糖の消費を節約することができる。

一方、肝臓に到達した脂肪酸はケトン体に変換される。肝細胞はケトン体を生成するだけで、エネルギー源として利用することはできない。心筋や骨格筋では、ケトン体がブドウ糖や脂肪酸より優先的に取り込まれ、速攻的な代謝エネルギー源になっている。

脂肪酸そのものもエネルギー源ではあるが、さきほど述べたように、脳には血液脳関門があって、脂肪酸は入り込むことができないため、代わりにケトン体が脳内に入ってエネルギー源になるのだ。脳の主たるエネルギー源はブドウ糖で、ケトン体は部分的にエネルギーを補う役目を担っている。

余談だが、母乳には脂質が多く含まれている。エネルギー比率でいえば、五〇パーセント以上を占めているのだが、それはなぜなのか。調べてみると、乳児では脳のエネルギー源として脂質の代謝産物であるケトン体を主に利用していることがわかったのだ。

糖尿病とうつ病の関係

私は昔から、時々「うつ気分」になることがあった。糖尿病を患っていた期間には、「うつ気分」になる頻度が増え、しかもその症状が重くなることをたびたび経験した。

文献によれば、糖尿病になると、うつ状態になる頻度が高まるようだ。ある調査では、糖尿病の人の三〇パーセントがうつ状態になり、一三パーセントが不安障害になり、一一パーセントがうつ病と診断され、五・七パーセントが抗うつ剤を服用しているという。

最近、アメリカのジョンズ・ホプキンス大学のS・H・ゴールデン博士らが、うつ病ではない四八四七人の男女を対象に、糖尿病の有無がうつ病の発症に影響するかどうかについて、三・一年間追跡調査を行なっている。その結果、糖尿病の治療を受けている人は、正常な血糖値の人に比べて、うつ病の症状が出るリスクが五四パーセントも増加していた。やはり、糖尿病の治療を受けている人は、うつ病のリスクが高まるようだ。

一方、うつ病の患者が逆に糖尿病を発症しやすいことも分かってきた。同じゴールデン博士らの研究グループが、五二〇一人の糖尿病でない男女を三・二年間追跡調査して、うつ病の有無が糖尿病の発症に影響するかどうかを調べている。その結果、うつ病の人はうつ病でない人に比べて、研究期間中に糖尿病になるリスクが四二パーセント増加していた。

これらの調査結果は、糖尿病とうつ病とは双方向性の関係にあることを示すものだろう。近年の糖尿病医療では、糖尿病の患者が抱える問題について、どのように対処していくかが重要な課題になっている。糖尿病では、食事制限などの自己管理が求められるため、長引く治療がストレスとなる。さらに糖尿病では、視力障害や腎機能障害、神経障害などの身体機能を失うかもしれないという不安が常につきまとう。そういったストレスや不安にどのように対処していくかについて、糖尿病の治療に従事する関係者が議論を始めているという。

しかし、この問題を解決するには、糖尿病とうつ病の関係の双方向性とともに、ストレスや不安といった要素ばかりでなく、脳のなかのエネルギー代謝が不調になっていることが基本にあることを理解し、脳のブドウ糖レベルを安定させることをまず考えるべきではないだろうか。

スローリリース食品

脳の主たるエネルギー源であるブドウ糖は血液によって運ばれている。成人の脳は一日に四〇〇キロカロリーのエネルギーを消費するので、ブドウ糖の原料である炭水化物やたんぱく質を摂ることは大切だ。しかし、脳内のブドウ糖量は多すぎても、少なすぎてもいけない。最も問題なのは、急激に血糖値が上昇する現象である。

血糖値がどのくらいの速度で上昇するかを示す指標に「GI（グリセミック・インデックス）値」というものがある。それぞれの食品のGI値は、ブドウ糖を一〇〇として計算されている。

食べてすぐに血糖値を上げる食品は「高GI食品」と呼ばれ、代表的な食品には、餅、精白米、食パンなどがある。反対に、食べてから血糖値をゆっくり上げる食品を「低GI食品」という。代表的な食品には、野菜、海藻類、豆類、肉類、魚介類、オールブランのシリアルなどがある。その中間が「中GI食品」で、うどん、玄米、ライ麦パン、オートミール、さつまいも、そば、パスタなどである（図３‐２）。

血糖値をゆっくり上げ、インスリンをほどよく分泌させると、脳の機能が安定する。したがって、ブドウ糖を血中にゆっくり放出する「スローリリース」の低GI食品を中心にして、そ

高ＧＩ食品			
白砂糖	110	チョコレート	91
キャンディー	108	ジャガイモ	90
黒砂糖	99	はちみつ	88
菓子パン	95	もち	85
食パン	91	精白米	84
中ＧＩ食品			
うどん	80	そば	59
胚芽米	70	ライ麦パン	58
とうもろこし	70	バナナ	56
そうめん	68	玄米	56
スパゲッティ	65	さつまいも	55
低ＧＩ食品			
肉類	45	ピーナッツ	28
豆腐	42	牛乳	25
魚介類	40	プレーンヨーグルト	25
チーズ	35	キュウリ	23
納豆	33	コーヒー	18
卵	30	みりん	15
トマト	30	緑茶	10
アーモンド	30	紅茶	10

図 3-2　ＧＩ値による食品の分類

れに神経伝達物質の材料であるたんぱく質をほどよく食べれば、脳の機能は安定するというわけである。

炭水化物の場合は、ＧＩ値が七〇以下を選択の基準にするとよい。白米よりも胚芽米がよく、玄米ならさらによい。それに野菜や納豆、肉などを適度に組み合わせて食べればよいということだ。

脳の重さは体重のたった二パーセントだが、エネルギーは体全体の二〇パーセントを消費するという。また、脳内のエネルギーを有効に使うには、八種類のビタミンＢ群が必要だ。そのうち一つでも不足すると、十分なエネルギーは得られない。

ビタミンＢ群だけでなく、ビタミンＣも必要である。ビタミンＣはストレスを受けた時に分泌されるコルチゾール、ノルアドレナリンといったホルモンを作る際に必要になる。

ナイアシンが幻覚や妄想を抑える

カリフォルニア大学のメルヴィン・R・ウァーバック教授は、ビタミンやミネラルなどの栄養素と精神疾患との関係について、総論的な論文を発表している。それによると、主要な精神疾患である統合失調症とビタミンの関係について、ビタミンM（葉酸）、B_3（ナイアシン）、B_6（ピリドキシン）、B_2（リボフラビン）、B_1（チアミン）、そしてビタミンCが取り上げられていた。

ミネラルとしては、銅、リチウム、マグネシウム、亜鉛について、日本で行われた研究が紹介されている。そのなかで亜鉛については、統合失調症の患者の脳の前頭葉や後頭葉、海馬などの亜鉛量が、統制群（実験者が介入していないグループ）の脳に比べても五〇パーセントしかなかったという。

これらのビタミンやミネラルのなかで、統合失調症の治療として最も注目されているのが、ビタミンB_3といわれるナイアシンである。アメリカの精神医学者M・レッサー博士は、ナイアシンは幻覚のような感覚異常や妄想思考を回復させるのに劇的な効果を示すことが多く、またナイアシンは糖質を分解してエネルギーに変換するのを助け、インスリンの合成にも深く関わっていることから、ナイアシンの統合失調症に対する治療効果を強調している。

ナイアシン欠乏のサインとしては、恐怖、心配、過剰な取り越し苦労、疑り深さ、暗い気分、うつ、頭痛、不眠、脱力、道徳に無関心な行動、感覚的知覚の異常などのほかに、身体的には

「先端がいちご状の舌」がしばしば観察されるという。

姫野友美博士（ひめのともみクリニック）は、うつ病患者ばかりでなく、男性更年期の患者にも積極的なナイアシン治療を行なって効果を上げている。ナイアシン治療は、分子整合医学のパイオニアであるカナダ人医学者のエイブラム・ホッファー博士が一九五二年に発表したものである。

ひめのクリニックでは、まず血液検査を行なってナイアシンが不足しているかどうかを判断する。通常、必要とされるナイアシンは三〇ミリグラム程度であるが、必要に応じて一〇〇〇から一五〇〇ミリグラムのナイアシンを投与し、効果を上げているという。

ナイアシンは、ニコチン酸とニコチン酸アミドの総称で、たんぱく質や糖質、脂質の代謝に欠かせない水溶性ビタミンであり、神経伝達物質の合成になくてはならないビタミンである。また、血行をよくし肌を健康に保つ作用があり、「肌のビタミン」とも呼ばれている。

アルコールを分解する酵素の補酵素としても働いており、アルコール摂取量が多いと、ナイアシンの不足によりペラグラという皮膚炎を発症することがある。ナイアシンが欠乏すると、認知症になりやすくなるともいわれている。

また、姫野博士はうつ病の原因として、糖質の摂りすぎを挙げている。糖質ばかりでなく、たんぱく質や脂質もバランスよく摂取し、ビタミン類が欠乏しないようにすることが、「こころの病」を予防するうえで、最も大切なことなのである。

ストレス増大時の脳の栄養

現代人は、さまざまなストレスに曝されているが、過剰なストレスを受けると、身体的にも精神的にも大きな変化が起こる。自律神経や内分泌系が反応して、ホルモンの分泌異常が起こり、免疫機能が低下する。

腸では、腸内細菌がカテコラミンに反応して善玉菌が減り、悪玉菌が増える。一方、脳ではエネルギー代謝が安静時の一二〇〜一四〇パーセント増加し、エネルギーが大量に使われるようになる。そして脳にエネルギーが不足してしまうと、記憶力が低下し注意力も散漫になってしまう。だからといって、糖質ばかり食べればよいと考えるのは危険だ。その理由は、これまで述べてきたように、糖質を摂取することによって、確かに脳内のブドウ糖は一時的には増えるが、すぐに減ってしまうからだ。安定的にエネルギーを脳に供給するためには、たんぱく質も同様に摂らなければならない。

脳のエネルギー量は主として食べ物から補われているが、ストレスを受けた時は、体自身もストレスに対応してエネルギーを作り出し、脳に送り込んでいる。肝臓や筋肉に存在するグリコーゲンを分解してブドウ糖を作り、場合によっては、脂肪組織や筋たんぱく質までも分解して、エネルギー源として利用するのである。

ストレス時の内分泌反応としては、まずＡＣＴＨ（副腎皮質刺激ホルモン）が分泌される。ストレスが下垂体前葉を刺激した結果、ＡＣＴＨが分泌され、ＡＣＴＨに刺激された副腎皮質がコルチゾールのようなホルモンを産生するのだ。これはストレスに打ち克つためのもので、このホルモンの原材料となるのが、脂質の一種、コレステロールである。

コレステロールは体に悪い脂質の一種とされているが、量が少なすぎると、コルチゾールのようなステロイドホルモンが作られにくくなり、ストレスへの抵抗力が低下してしまうことになる。

コレステロールとうつ病の関係

現在の規準によれば、悪玉コレステロール（LDL）が一四〇㎎／dℓ以上か、善玉コレステロール（HDL）が四〇㎎／dℓ未満、もしくは中性脂肪が一五〇㎎／dℓ以上の場合に高脂血症と診断される。

しかし、「コレステロールが高いほど死亡率が低かった」という大規模研究や、「コレステロールを下げる薬を服用しても、心臓病予防効果は見られない」とする海外の研究から、最近、医師や栄養学者らで作る日本脂質栄養学会によって、「コレステロール値は高いほうが長生き」という指針がまとめられている。編集責任者としてガイドライン策定に携わった奥山治美・金城学院大学教授は、「コレステロールを下げる医療は方向転換すべきだ」としている。

私は、中国に在留する日本人の健康管理の研究を十年以上続けているが、健康上最も問題が多かったのは、「コレステロール値が低い」グループの人たちであった。彼らは中華料理を脂っぽいと敬遠して、日本から持ってきたカップラーメンばかり食べていたのだが、このグループの人たちのなかには、うつになったり自殺をしてしまう人もいたのである。

コレステロールは、動脈硬化の原因として、生活習慣病にとっての大敵のようにいわれている。しかし、脳の働き、特に気分を安定させるためには必要な物質なのだ。

コレステロールは、脳内脂質の二〇～三〇パーセントを占めている。現在、コレステロールと神経機能との関係、さらには脳内コレステロールの代謝と脳疾患との関連性が注目されているが、これまで明らかにされているのは、神経伝達という脳の生理機能が正常に働くためには、神経細胞内のコレステロールが正常に存在していることが絶対に必要だということである。

「コレステロール値が低いほど暴力的になる」、「コレステロール値が低い群に、自殺、他殺、事故死が多い」、「心筋梗塞を減らすためにコレステロール値を下げる治療をしたら、自殺や事故死が増えた」、「うつ病患者はコレステロール値が低い」などといった調査が次々に発表されている。

コレステロールは脳における神経伝達物質がうまく働くために、絶対に必要なものといえるのである。

浜松医科大学の高田明和名誉教授は、「神経伝達物質であるセロトニンを細胞内に取り込むためにコレステロールが必要だ」と述べている。細胞膜のコレステロールが減少すると、細胞膜にあるセロトニンを取り込むレセプターの力が弱まり、その結果、細胞内のセロトニン量が減って、精神状態が不安定になるという。

また、食事療法や薬物療法でコレステロールを下げると、心筋梗塞になる人がどれくらい減少するかという調査が世界各地で行なわれている。その結果、いずれの調査でも、コレステロールが下がると確かに心筋梗塞による死亡率は下がるが、がんや自殺、事故死が増えることが明らかになっているのである。一例を紹介しよう。

一九九〇年に発表されたイギリスの調査によると、コレステロール値を下げると心筋梗塞による死亡率は一五パーセント減少した。しかし、がんの死亡率は逆に四三パーセントも増加し、自殺や事故死に関しては、七六パーセントも増加していた。全死亡率でみると、七パーセント増という結果になったのである。

また、東京都老人総合研究所が、秋田県N村の六五歳以上の五〇四人を対象にして四年間調査した結果でも、コレステロール値が低い人は、うつ状態になりやすいことが分かっている。

これまで繰り返し述べてきたが、うつの患者は脳内のセロトニン量が少ない。血液中のセロトニン値が低い人は、コレステロール値も低いことが明らかにされている。これは、コレステロールが少ないと、うつ病になりやすいということを示している。

油と脂肪

さて、脳を構成する成分のなかで、最も多いのが脂質（油脂）である。乾燥重量では、白質で約五五パーセント、灰白質で三〇パーセント強を脂質が占めている。

一般に常温で、液体状のものを「油」、固体状のものを「脂肪」といい、両方をまとめて「油脂」と呼んでいる。そのため、植物性のものは油、動物性のものは脂肪と呼ばれる場合が多い。

常温で液体と固体になる理由は、油や脂肪に含まれている脂肪酸の違いによる。脂肪酸のなかでも、飽和脂肪酸は、常温で固まっていることが多く、不飽和脂肪酸は常温では固まらない。飽和脂肪酸とは、炭素と炭素の間の結合がすべて飽和状態にあり、二重結合のないものをいい、不飽和脂肪酸は、炭素と炭素の間の結合に二重結合の箇所が一つ以上ある状態のことをいう。

飽和脂肪酸は、牛、豚、羊などの脂身、卵、バターなどの乳製品に多く含まれている。また、植物性油でも原料が熱帯で栽培されているココナッツヤシ油やパーム核油などには飽和脂肪酸が豊富に含まれている。飽和脂肪酸は分子構造が安定しているため、腐敗や劣化が起こりにくい。

不飽和脂肪酸は魚類や冬野菜に多く含まれている。魚類は、温度の低い海水に生息していることが多いので、脂が固まってしまっては困るから、体内に不飽和脂肪酸を多く含んでいるのだ。同じ理由で、気温が零下になっても凍ってしまわないように、冬野菜も不飽和脂肪酸を含んでいる。常温で液体の不飽和脂肪酸は分子構造が不安定なため、腐敗や劣化が起こりやすい。また、熱に弱く、光に当たったり、空気に触れるだけでも変性してしまう。

しかし、不飽和脂肪酸は私たちの体内に入っても固まらないので、血管内もさらさらと流れ、私たちの体に入ってもあまり悪さをしない。一方、飽和脂肪酸の場合には、私たちの体内や血管内に入ると固まる可能性があり、血液の流れが悪くなったり、体内の細胞に十分な酸素や栄養素を送り込めなくなることがある。

ちなみに、牛や豚などは人間より体温が高いため、飽和脂肪酸は牛や豚などの体内に存在している限りは、体内や血管内をスムーズに流れているのである。

脳機能と不飽和脂肪酸

不飽和脂肪酸のうち、二重結合が一ヶ所のものを一価不飽和脂肪酸、二ヶ所以上のものを多価不飽和脂肪酸という。このうち、脳機能との関連で注目されているのが多価不飽和脂肪酸である。

多価不飽和脂肪酸は、「オメガ３（ｎ‐３）脂肪酸」と「オメガ６（ｎ‐６）脂肪酸」に分かれる。オメガ３脂肪酸には、末端炭素から数えて三つ目と四つ目の炭素の間に二重結合がある。一方、オメガ６脂肪酸には、末端炭素から数えて六つ目と七つ目の炭素の間に二重結合がある。

オメガ３脂肪酸には、α‐リノレン酸、ドコサヘキサエン酸（ＤＨＡ）、エイコサペンタエン酸（ＥＰＡ）などがある。α‐リノレン酸はゴマ油やシソ油に多く、青魚にはＤＨＡやＥＰＡが多く含まれている。人間や魚はα‐リノレン酸からもＤＨＡやＥＰＡを合成することができる。

オメガ６脂肪酸には、リノール酸やアラキドン酸などがあり、コーン油、大豆油、ゴマ油などに多い。

さて、脳組織に存在している脂質は、リン脂質、コレステロール、そしてセレブロシドなどの複合脂質が主体となっている。また、オメガ３脂肪酸であるＤＨＡや、オメガ６脂肪酸であるアラキドン酸が多いのが特徴だ。

オメガ3脂肪酸とオメガ6脂肪酸は、ともに哺乳類の神経系の構造と機能に必要な物質である。それは、これらがリン脂質やコレステロール・エステルの重要な構成要素であるためだ。リン脂質やコレステロール・エステルは、脳内の細胞膜構造、特にシナプスや樹状突起の細胞膜の構造に欠かすことができない。

したがって、オメガ3脂肪酸とオメガ6脂肪酸の供給が十分でないと、細胞膜に変化が起こってしまう。膜構造の安定や膜受容体の活性化を維持するためには、これらの多価脂肪酸を積極的に摂取する必要があるのだ。

では、脂質は脳の疾患に何か関係するのだろうか。

脂質全般の栄養効果については、脳の細胞の構築が胎児期から幼児期までにほぼ完成することから、成人での意義はあまり大きくないと考えられている。

しかし高齢者では、認知症、特にアルツハイマー型の認知症に対して、多価不飽和脂肪酸を含んだ食事が、その予防や症状の進行を遅らせるのに有効だとされている。

アメリカの代表的な疫学研究の一つにフラミンガム研究と呼ばれるものがある。一九四〇年代に始まり、長期間にわたって同一地域に住む人を対象にして追跡調査研究を行なうものである。アメリカのタフツ大学のグループが、高齢者八九九人を対象にして、最長十六年間の追跡調査を行なったところ、DHAの血中濃度の高い群が低い群に比べて、認知症の発生率が四七パーセント低かったという。

一方、現代日本人を見てみると、食生活の欧米化に伴って、オメガ3脂肪酸の摂取量が減り、オメガ6脂肪酸の摂取量が増えている。この変化に並行するように、各種の精神疾患が増えているという指摘もあるのだ。

その他にも、統合失調症の患者は健康対照者と比べてオメガ3脂肪酸の濃度が低いという報告や、うつ病患者にＥＰＡやＤＨＡなどのオメガ3脂肪酸を投与し、その有用性が認められたという報告などもあるが、まだ広く一般に認められるには至っていない。

また、オメガ3脂肪酸が含まれている魚の摂取と、精神疾患との関連についての研究も数多く行なわれている。フィンランドでの調査によると、一週間に二回以上魚を摂取する人は、抑うつや希死観念が有意に低下しているという。日本のがんセンターの疫学調査では、二五万人以上を対象にして、十七年間追跡した結果、毎日魚を摂取する人は、そうでない人に比べて、自殺の危険性が有意に低下したという。

これらの報告からも、オメガ3脂肪酸やオメガ6脂肪酸の濃度が、脳の正常な機能に関わりを持つことが考えられる。特にオメガ3脂肪酸を与えると抑うつや希死観念が低下するという報告が数多く見られることから、そのメカニズムはまだ明らかにされていないものの、脳の病気の予防にオメガ3脂肪酸の摂取が有効であることは間違いないといえそうだ。

日本では、この半世紀の間に、油脂の摂取量が三倍に増えているが、多価不飽和脂肪酸の摂取量は相対的に低下している。このことが精神科領域の疾患にどのような影響を与えているのか、今後の更なる研究が待たれるところだ。

脳にダメージを与えるトランス脂肪酸

G・スクリニス博士の「ごめんね、マーガリン」というエッセイには、「無意味な歌」という題で、次のような詩が載っていた。

世の中メチャクチャでっかくて
マーガリンよりバターがよくて
憎しみよりも愛がよし
（廣田晃一訳）

さて、日本人にも「コレステロール恐怖症」ともいえる傾向がある。戦後、日本人の食事が伝統食から欧米食へと変化するのに伴って、心筋梗塞や脳梗塞などの病気が増えはじめた。その原因が、欧米食に多く含まれているコレステロールではないかと考えたのだ。

バターなどの乳製品には、飽和脂肪酸とともにコレステロールが多く含まれている。そこで、なるべくこれらの食品を摂ることをやめ、コレステロールを含まず多価不飽和脂肪酸に富んだ植物油を摂ったほうがよいといわれてきた。

さらに、この風潮に目をつけた食品会社が、多価不飽和脂肪酸の豊富な植物油から、バターに代わるコレステロール・フリーのマーガリンを作り出すことを考えたのである。しかし、多価不飽和脂肪酸は常温では液体であるし、また酸化しやすい。そこで、水素添加という方法で化学変化を起こすことによって、植物油の性質を常温でも固形状で存在し、しかも空気中でも安定しているものに変えてしまうことにしたのである。

自然な植物油に含まれる不飽和脂肪酸は、炭素の二重結合を中心に二つの水素がそれぞれ一つずつ片側に並んでいる。つまり、合わせ鏡のような構造になっている。これは「同じ側」を意味する「シス」というラテン語から、「シス型脂肪酸」と呼ばれる。

マーガリンを製造する過程で部分水素添加を行なうと、片方の水素が反対に移動（トランス）する。そうすると、飽和脂肪酸とよく似ているが、ちょっといびつな脂肪酸ができる。これが「トランス脂肪酸」である。

脂肪を研究している化学者たちの間では、油に水素添加することを「オイルをプラスチック化する」というそうだ。水素添加によって作り出されるトランス脂肪酸は、プラスチックと同じように、自然界には存在しない物質である。そして、分解されにくい。

事実、トランス型になった脂肪酸が人間の体内に入ると、分解や代謝に大変なエネルギーと時間を消費し、大量のミネラルやビタミンを消耗することが分かっている。

このことだけでも非常に問題であるが、それ以上に気になることがある。人工のトランス脂肪酸自体に体に役立つ機能がないのである。さらにいえば、役立たないどころか、むしろ、他の重要な脂肪酸の機能を妨げるような悪い働きをする。しかも、体内で活性酸素を発生させるのだ。

私たちの体の細胞膜は脂質で構成されているが、トランス脂肪酸が体に入り込むと、必須脂肪酸の役割を果たせないため、細胞膜の構造や働きが不完全なものになってしまう。さらにトランス脂肪酸は体内のコレステロールのバランスを崩してしまうため、心臓病を誘発することも分かっている。

また、心臓病ばかりでなく、さまざまな病気を引き起こす。たとえば、糖尿病の発症にも深く関わっている。これは、膵臓からインスリンが分泌されても、それを受け取る細胞膜の受信機能が鈍くなってしまうためだ。

そして、摂取したトランス脂肪酸の影響を最も受けるのではないかと考えられるのが、脳なのである。それは、脳の約六〇パーセントが脂質でできているためだ。イギリス・オックスフォード大学のピュリ医師らは、トランス脂肪酸が脳の活動に必要な酵素を破壊し、注意欠陥障害（ＡＤＤ）や注意欠陥多動性障害（ＡＤＨＤ）などを引き起こす要因になると報告している。

また、アメリカ神経学会の学術誌（二〇〇四年）に発表された論文によると、シカゴ郊外の六五歳以上の住民二五六〇人を長期間追跡した結果、トランス脂肪酸を多く摂っている高齢者は認知症になりやすいという。

トランス脂肪酸が脳にダメージを与える理由については、次のように考えられる。脳を構成する脂質には、不飽和脂肪酸のオメガ３脂肪酸が欠かせない。しかし、オメガ３脂肪酸が不足している場合、その代わりにトランス脂肪酸が構成材料に使われることになる。その結果、脳の細胞膜が不安定になり、脳の伝達機能が衰えてしまうのである。

免疫の低下とトランス脂肪酸

食用油は、本来は長く保存できないものである。だから、生鮮食品なのだ。本物の油ならば、冷暗所で保存しなければならないはずである。

かつて、ヨーロッパでは村ごとに油屋があった。亜麻やゴマなどの植物の種を圧搾して油を絞り出し、樽に入れて馬車に積み、村の一軒一軒に売り歩いていた。油は痛みやすい食品として、なるべく早く使うべきものというのが常識だった。

しかし、工業化によって大量生産されるようになり、大量に安く抽出するための加工が施されるようになった。油を腐らせないために、つまり酸化を防ぐために精製（脱臭、漂白、熱処理など）されるようになったのである。その結果、ビタミンE、β-カロチン、レシチンなどのほとんどが取り除かれてしまい、そのうえ、オメガ3脂肪酸やオメガ6脂肪酸といった必須脂肪酸の多くが破壊され、有害なトランス脂肪酸に変化してしまった。

このトランス脂肪酸の摂取が免疫を低下させるという報告が相次いでいる。角田和彦博士は、「臨床環境医学」（二〇〇九年）の「アレルギー児における必須脂肪酸代謝の異常とトランス脂肪酸低減食事療法の効果」という論文で、トランス脂肪酸が免疫の低下を誘導している可能性について言及しているし、アメリカのC・ベイト博士は、『必須脂肪酸と精神の健康における免疫』という著書で、トランス脂肪酸がオメガ6脂肪酸の量と機能を低下させ、リノール酸（オメガ6脂肪酸の一つ）が体内で変換されたγ-リノレン酸から作り出されるプロスタグランジンE-1が欠乏することになって、結果として免疫が下がると述べている。

また、ベイト博士は、E‐1やE‐2系列のプロスタグランジンの不足が慢性的な抑うつ症状や疲労を生み出すことも報告している。これは逆に考えれば、リノール酸を摂取することによって、抑うつ症や疲労を一掃することができるということでもある。

免疫で重要な働きをしているマクロファージやNK細胞、キラーT細胞は、がん細胞などの異物に対して、アメーバ状に取りついて盛んに攻撃を加えるが、その時、免疫系に発動の命令を下すのが、細胞膜から伸びている「糖鎖」と呼ばれるヒゲ状のものである。

トランス脂肪酸を多く摂取していると、細胞膜がうまく機能できなくなり、糖鎖の働きが悪くなる。その結果、免疫力が低下してしまうのだ。同時に発生する活性酸素が、さらに免疫力を低下させると考えられる。

そして、アレルギー性疾患の原因としては、免疫力の低下のほかに、細胞膜にトランス脂肪酸が入り込むことで、細胞膜が崩れやすい状態になっていることが関係している。つまり、オメガ3脂肪酸やγ‐リノレン酸を摂ることによって、細胞膜を健全なものにすれば、アレルギー反応を抑えることができるのである。

免疫能が低下すると、アレルギー性疾患やうつなどの「こころの病」が増えることを述べてきたが、これは、現代日本人がトランス脂肪酸を多く摂取することによる免疫力低下という現象からも説明できるのである。

フライドポテトが腐らない

ファストフードのフライドポテトが大好きな友人がいる。ドライブスルーで、フライドポテトを買っては、車のなかで食べていた。彼は身の回りのことに無頓着なのだが、二年ぶりに車内を掃除したところ、埃にまみれてはいるものの、カビも生えず、もちろん腐ってもいない、買ったばかりのようなフライドポテトが見つかったそうだ。

アメリカの自然派運動家であるフレッド・ローは、自然食品の店を経営していた。ある時、彼は自分の店で売っていたマーガリンを小さな皿に載せ、店の裏の部屋の窓際に置いてみることにした。すると、二年放置しても、何の変化もなかったという。カビはまったく生えないし、虫が近寄るのを一度も見たことがなかったそうだ。彼は、「マーガリンは、食べられる形にしたプラスチック」であることを実感したという。

マーガリンはトランス脂肪酸を多く含む代表的な食品であるが、その他にも、私たちの周りには、トランス脂肪酸が名前を変えて、さまざまな食品のなかに存在している。

私が一番驚いたのは、コーヒーフレッシュがトランス脂肪酸の固まりだということだった。私は、コーヒーフレッシュの原材料は生クリームや牛乳だと思い込んでいたのである。しかし実際は、生クリームや牛乳は一滴も入っておらず、主成分はサラダ油で、その他には乳化剤、増粘多糖類、カラメル色素などだった。サラダ油には、安価で大量生産されているトランス脂肪酸が含まれている。

その他には、ショートニングがある。フライドポテトやレトルトカレーの他、アイスクリームやケーキなど、多くの加工食品の原材料名欄に書かれているものだ。実はこれもマーガリンの仲間で、トランス脂肪酸が大量に含まれている。

ファストフード店では、ポテトやチキンをカラッと揚げ、ドーナツをサクサクした感触に仕上げるために、植物性ショートニングを高温で溶かし、揚げ油として使っている。いいかえると、ファストフード店のフライドポテトは、防腐剤の代わりにポテトの表面にプラスチックをコーティングしたようなものなのだ。だから、ファストフードのフライドポテトは、いつまでも腐らないのである。

「スーパーサイズ・ミー」というアメリカのドキュメンタリー映画をご存じだろうか。監督のモーガン・スパーロックは三〇日間ファストフードを食べ続けた結果、体重が一一キログラム増え、うつ状態になり、性欲は減退し、かなり深刻な肝臓の炎症を起こした。そればかりか、ファストフードを食べずにはいられなくなる、という中毒のような症状も現れたという。

ファストフード店で使われている油とその調理法がいかに体に悪いか、フライドポテトに含まれるトランス脂肪酸や過酸化脂質などが、どれほど有害であるかが如実に示されている。

アメリカや韓国など一〇の国と地域では、トランス脂肪酸の表示が義務づけられている。しかし、日本ではそうした措置はとられてはおらず、ようやく二〇一一年二月に消費者庁が中心になって情報開示に関する指針が発表されたという状況にある。

「こころの病」は栄養で治せるか

私の同級生には、精神科や心療内科を専攻している人も多い。彼らに聞いてみると、うつなど「こころの病」で苦しんでいる人たちには、共通した食生活の傾向があるようだ。特徴的なのは食材の好みが偏っていることで、たとえば、一日にコーヒーを何十杯も飲む人、白米やパンなど糖質が大好きだという人、砂糖の摂取量が異常に多いというケースもある。

若い女性患者の場合では、ダイエットに取り組んだ経験のある人も多い。ダイエットによる栄養不足が脳に影響を及ぼし、「こころの病」を誘導しているようだ。

「こころの病」を栄養学的なアプローチで治そうという試みもある。カナダの精神科医のエイブラム・ホッファー博士は、うつ病であれ、幻覚や幻聴を訴える精神疾患であれ、それには必ず脳内の物質の変化が関わっていると主張している。脳のなかにドーパミンやセロトニンをバランスよく保ち続けるには、食事内容が偏ってはいけないし、糖質もたんぱく質も脂質も、まんべんなく摂る必要があるのだと述べている。

『「うつ」は食べ物が原因だった!』(青春新書)の著者である溝口徹医師もそのひとりだ。二〇〇三年に日本で初めて栄養療法専門のクリニックを東京・新宿に開設し、栄養学的なアプローチで精神疾患の治療にあたっている。

栄養療法では、その基本に「こころの病」で現れる症状の原因は栄養素の不足や欠乏にあるという考え方がある。

バランスのよい食事によって、必要な栄養素を摂らなければ、健康な生活は送れないというのは当たり前のことのようだが、体の健康ばかりでなく、「こころの病」にも、正しい食事をする必要があるのだ。

しかし、きちんとした食生活を送っていても、治すことのできない「こころの病」があることは否定できない。「幸せ物質」であるドーパミンやセロトニンを脳に送り込む腸内細菌を増やし、栄養のバランスを正しても、なおこころの傷が癒えない人たちは、どうすればよいのだろうか。次章では、その方策について考えてみたい。

第四章　共生する「こころの病」

正気と狂気の境界

想田和弘さんが製作・監督した「精神」というドキュメンタリー映画がある。これまでタブー視されてきた精神科にカメラを入れ、その世界を虚心坦懐に観察したものだ。現代に生きる日本人の精神のありようを丹念に描くとともに、こころに負った深い傷はどうしたら癒されるのかを正面から問いかけている。

この映画では、一人の患者が書いた詩が紹介されていた。「苦しみ」という題だ。

僕の煙草は
ため息です
僕の汗は
涙です
苦しみよ
いつまで僕と

共にいる

実をいうと、私はこの映画を見て、精神を病むということの意味が分からなくなってしまった。精神を病む者とそうでない者との境界に疑いが生れ、「健常者」という表現に違和感を覚えるようになったのである。

日本では現在、通院・入院を合せ、精神科の患者数は三二〇万人を超えている。単純に計算すれば、国民の四〇人に一人が精神科で何らかの医療を受けていることになる。しかし、私たちはそれを身近なこととして意識しているだろうか。

映画「精神」では、岡山市内の外来の精神科診療所「こらーる岡山」を主な舞台として、「こころの病」と向き合う人々がモザイクの一切かからない状態で登場し、肉声で語っている。固定概念や先入観を極力捨てて、患者や障害者を「弱者」であるとも、あるいは「危険な存在」であるとも決めつけず、特別視することなく、映画を見る人が、あたかも診療所を訪れ、そこにいる人たちと出会い、言葉を交わしているかのような感覚が得られるように工夫されている。

登場するのは、統合失調症、双極性障害、摂食障害、パニック障害、人格障害など、さまざまな精神性疾患といわれる病気を患っている人たちだ。働きすぎて精神的に追い詰められてしまった人、「足が太い」といわれただけで拒食症になってしまった女性、周囲に病気を理解してもらえず、生まれたばかりの子どもを死なせてしまった母親、自殺未遂を繰り返す人、なかには、何十年も病気と付き合い、自らの哲学や信仰、芸術を深めている人もいる。

しかし、共通しているのは、彼らが抱えているさまざまなこころの問題は、現在の日本に生きている人間なら、誰でもが身に覚えのある問題であるということなのだ。

「狂気」とは、一体何なのだろうか。果たして、私は「正常」で「正気」なのだろうか。健常者と障害者の境界はどこにあるのか。この映画は、こころを患っていないと思っている人々の精神構造にまで問題を投げかけているように感じた。

バイオフィルム

ワーキング・プア、格差社会、ひきこもり、ニート、ネットカフェ難民、無差別殺人……。日本の現代社会は、閉塞感や孤独感が溢れ、非常に生きにくい状況になっている。そんな環境のなかで、こころに深い傷を負ってしまった人たちにどのように対すればよいのか。どのようにすれば、彼らのこころを癒せるのだろうか。

私の専門は感染症学である。感染症の主な原因となっている微生物は肉眼では見ることができないが、地球上のあらゆる生物圏に生息し、地球環境を維持するために重要な役割を果たしている。私たち人類や動植物にとっても、なくてはならない存在である。私は、その微生物の世界にこころの問題を解決するヒントが隠されているのではないかと考えている。

私たちの身の回りには、いたるところに「バイオフィルム」が存在している。バイオフィルムとは、微生物の集合体のことだ。細菌だけでなく、原生動物や微細藻類、真菌類など、さまざまな微生物が集まり、微生物同士が互いに影響を与え合いながら集団を形成しているのである。

たとえば、台所の流し台の隅や排水口附近にあるヌルヌルとした固まり。あれがバイオフィルムだ。風呂場や洗濯機の排水溝にも付着している。歯に付着している歯垢もそうだ。屋外に目を向ければ、川底にある石や、小さなところではブロック塀の壁面の継ぎ目など、水がある場所ならどこでも存在している。

バイオフィルムは、もちろん私たちの体内にも存在している。人間のような多細胞生物では、各細胞は互いに協調して組織を構成し、それが集まって一個体を形成できるように機能を分担している。およそ六〇兆個の細胞からなる多細胞の生物体が機能するためには、細胞同士が情報を交換しなければならない。

また、細胞がそれぞれ勝手に振舞うことは許されない。もし細胞がその抑制を逸脱して勝手に増殖を始めてしまうと、多細胞生物の個体としての機能が損なわれ維持できなくなる。それが、がんである。

さて、バイオフィルムのなかの微生物たちは、バラバラに自由気ままに生きているわけではなく、まるで多細胞生物のような機能を示す。本来、個別の個体である微生物細胞が、互いに情報を伝達しあってコミュニケーションをとるようになっているのだ。

細菌を中心とした微生物はひとつひとつでは、非常に脆弱である。たとえば、人間の体内に入って病原因子を出したとしても、人間の体の免疫システムは細菌をすぐに見つけ出し殺してしまう。人間の体内ばかりでない。外界は細菌がひとつひとつで生きていくには非常に厳しい環境なのだ。

バイオフィルムにおいて、細菌同士のコミュニケーションに使われているのが「オートインデューサー」と呼ばれる化学物質である。これによって細菌細胞の存在量を感知し、一連の遺伝子発現のスイッチのオン・オフを行なっている。この機構は「クオラムセンシング」と呼ばれる。「クオラム」とは、議会における定足数のことで、細菌数が一定数を越えた場合に、初めて特定の物質が産生されることを議決に喩えたものだ。

クオラムセンシングを行なう細菌は、ある程度以上の仲間が自分の周りに増殖するまで、目立たないように大人しくしている。その後、感染した宿主が、免疫低下などによって抵抗力を落とすと、十分な仲間を確保するためにクオラムセンシングを行ない、病原因子となるたんぱく質を集団で産生する。これが、日和見感染が起こるメカニズムである。

バイオフィルムは微生物細胞だけで構成されているわけではなく、微生物細胞から分泌される「EPS」という多糖類も、その重要な構成成分になっている。バイオフィルムには「ウォーターチャンネル」と呼ばれる水路があり、酸素や養分を含んだ水はこの水路を流れて、バイオフィルムのなかの微生物に運ばれる。この構造や機能は、多細胞生物の血管網と極めてよく似ているのである。

このように、自然界の細菌のほとんどがバイオフィルムという集合体を作って社会を形成しつつ、自然界の他の生き物たちと共生関係を結んで生きているのである。

思えば、微生物から進化し発展してきたヒトも、本来はバイオフィルムと同様な機構で集団生活をしていたはずである。しかし、現代の日本人は、そのような機構を放棄してしまっているような気がしてならない。

集団を形成するために必要なコミュニケーションがうまく行なわれなくなり、集団の間を流れる水路さえ破壊してしまった。そして、私たちは自然界の他の生き物との共生関係も捨ててしまったのである。

共通言語で場をつくる

昔、街角には井戸端など立ち話をする場所があった。農作業や祭礼などの行事に際しては、連絡を取り合い協力し合う仕組みがあった。これらを大きな視点でみれば、ヒトの祖先である細菌同士の集団生活であるバイオフィルムを発展させたものだと考えられるのではないだろうか。

バイオフィルムという微生物の町では、集団を構成する微生物の間で情報をやりとりしながら、それぞれがバイオフィルムを管理している。しかし、その情報交換を阻害すると、結果として、バイオフィルムそのものが崩壊してしまうことになる。とすると、現代日本人のこころの荒廃にも、コミュニケーションの欠如が大きく関係しているといえるのではなかろうか。

日本では、うつ病に苦しむ人が急増している。その原因は、脳内の情報伝達物質として重要な役割を果たしているセロトニンの減少だと考えられる。

セロトニンという物質は、もともとは腸内細菌間の情報伝達物質だった。腸のなかに五〇〇種類、一〇〇兆個もの細菌群がいるという特殊な環境下で、細菌群がスムーズに生きるための重要な情報伝達物質だったのである。

やがて、単細胞生物から腔腸動物に進化し、腸が脳の役割をするようになった時から、腔腸動物全体の情報伝達物質に変化し、さらに脳ができた動物では、その脳のなかで重要な情報を伝達する物質になったのだろう。だとすれば、バイオフィルムの生き方が私たちの生き方にも反映していると考えることに不思議はない。

集団生活にとって、コミュニケーションが極めて重要であることは改めていうまでもないが、現代の日本人という集団のなかで、「こころに傷を負った人たち」を、どのようなコミュニケーションで癒すことができるのだろうか。

映画「精神」に登場する「こらーる岡山」を立ち上げ、現在も代表を務めている山本昌知医師は、病や障害のある「当事者」を中心に据えた医療や支援方法を追求している。山本医師は、「病気ではなく、人を看る」、「本人の話に耳を傾ける」、「薬より人の方が大切で、当事者本位」をモットーにして、当事者とのコミュニケーションをどのように取るかに心を砕いているという。

「こらーる岡山」では、当事者が病院ではなく地域で暮らしていけるような方策を模索している。診療所には牛乳配達を行なう作業所「パステル」や、食事サービスを行なう「ミニコラ」が併設され、当事者に働く場所が提供されているのだ。

私には、ここで医療従事者が果たす役割が、ちょうどバイオフィルムにおける水の役割と同じように感じられる。

当事者の力に支えられる精神医療

第一章でも紹介した、北海道の浦河町にある「べてるの家」は、精神障害を患う人たちの共同体だ。現在は、メンバーである約一五〇人が、介護や福祉事業、NPOなどを運営し、精神科医やソーシャルワーカー、家族たちが支えている。

「べてるの家」は、当事者にとっての生活共同体、働く場としての共同体、そしてケアの共同体という三つの性格を兼ね備えているが、三十年以上にわたる精神保健福祉活動の歴史が育んだ「べてるの家」ならではのユニークな理念や考え方がある。

その活動の主体は患者自身であり、病気を自分の財産と位置づけているのだ。つらい現実を受け容れたうえで、社会との関係を保ちながら回復をめざす。

「べてるの家」のユニークな理念のひとつに、「苦労を取り戻す」というものがある。ここでの精神科の治療は、「病気をよくする」というよりも、むしろ「苦労できるようにする」という、世間で考えられていることとはまったく逆の方法をとるのだ。精神障害がある場合、ともすれば「生きるという苦労を忌避した状況」になりがちである。治療の基本は、当事者がそんな状況から現実に降りるための手助けをすることなのだ。

「べてるの家」と深い関わりを持つジャーナリストの斉藤道雄さんの、『治りませんように

――べてるの家のいま』（みすず書房）という本のなかで当事者のひとりは「わたしがたとえば分裂病だとしても、そうでなくても、わたしがいまのわたしであることになんの変わりもなくて、そのことに対して違和感がないので、よかったなと思ってる」と語っている。「治りませんように」というメッセージには、「あなたは生きていてもいい、存在していてもいいのだ」という、もうひとつのメッセージが込められているのだ。

また、精神障害の回復は、人と人とのつながりを回復することと同一であると捉え、精神科医と患者の間だけで治療を行なってはならないとされる。ここでは、「仲間を処方する」ことで強迫的な感情から脱した人が多い。不安症状を訴えて救急外来を訪れ、薬や注射をしてほしいと求められた精神科医が、「あなたが、今、最も必要としているのは、薬ではなく、人とのつながりです」と応えて、「仲間を処方する」というのだ。

「病棟も地域の一部」と捉える。「べてるの家」で実施されている地域生活支援プログラムは、同じ地域の浦河赤十字病院で行なわれている治療プログラムとの整合性や相互活用も重視されている。

「べてるの家」で必要とされている精神医療は、当事者の力を前提とした「わきまえ」のある治療であり、援助なのである。

こころがノーという時

私は四十年近く医学教育に携わってきた。その経験を踏まえると、今の医学教育は二元論に終始しているように思えてならない。本来、こころと体はひとつのものである。しかし、今の医学教育では、こころと体を別のものとして捉え、そのつながりを認めようとしないのだ。

それは、こころと体の関係ばかりではない。健康や病気についても、二元論で理解しようとしている。体の不調を訴えて病院を訪れた人を診断する際にも、その人がどこで生れ育ち、暮し、働いているのかというような環境から切り離し、表面に現れた症状だけで判断しようとする。このような考え方が、間違いなく医学の主流になっていると思うのだ。ほとんどの医学生たちは医師になる過程で、こうした二元論に基づいた教育を受け、それに何の疑問も抱かぬまま医師になっていく。

このような医師は、自分の専門分野についての知識は豊富だし、体の特定の部分や器官についての理解は深い。しかし、その部分や器官が備わっている人間全体を見ようとはせず、それを軽視するようになってしまうのだ。

北海道医療大学教授で「べてるの家」の理事でもある向谷地生良教授は、『技法以前――べてるの家のつくりかた』(医学書院)で、精神科ケアと農業との共通点について言及し、私たちの住んでいる生活圏は、一見雑草だらけの荒地のように見えるが、実はさまざまな要素を含む土壌のようなもので、そこにはひとつひとつの生き物の営みと、それを他者の経験として認めている立派な生態系がある。人間もさまざまな他者との交わりがあって、はじめて自己を認識できるのだ、と述べている。

日本の精神医療の現場では、この三十年の間にさまざまな変化があった。そのひとつに「治療の中身」をめぐる問題がある。

脳の病気とされる統合失調症（二〇〇二年まで精神分裂病と呼ばれていた）は、一九五〇年代に向精神薬が登場することによって、その症状を抑えられるようになり、精神医療は薬物療法が中心になった。しかし、やがて何種類もの薬が大量に処方されることになり、その結果として、副作用の問題が起こってきたのである。

日本の精神医療の現場における、もうひとつの大きな変化は、「精神医療」という言葉で括られていた治療と社会復帰が、精神医療・保健・福祉の領域を網羅した「精神保健福祉」というトータルな概念に拡大され、結果として多くの人材が投入されたということだ。精神科医の人数を例にあげれば、一九九八年から二〇〇八年の十年間で一・三倍になっている（厚生労働省の統計資料による）。

しかし、このような、人材を多く投入し（多材）、薬を多く使う（多剤）、タザイ大量処方では、現在の精神医療の現場が抱える問題を解決するのがむずかしいことは、すでに明らかだろう。

「こころの病」に対して、「治療」重視のアプローチから、「生きる」ことへと軸足を移したのが「べてるの家」である。それを象徴しているのが、「社会復帰から社会進出へ」という「べてるの家」のスローガンだろう。それは、苦労の多い現実社会に、ありのままの自分で飛び込んでいくことによって、精神障害という病に委ねてきた自らの生きづらさを、日常の営みの領域に戻していこうということなのだ。

その根底には、こころと体はひとつであるという考え方があると思う。カナダ人医師のガボール・マテは、『身体が「ノー」と言うとき――抑圧された感情の代価』（伊藤はるみ訳・日本教文社）のなかで、「ノー」ということを学ぶ機会が与えられずにいると、ついには私たちの体が、私たちの代わりに「ノー」と唱えることになるだろう、と述べている。

リカバリーという考え方

現在行なわれている精神保健サービスは、精神障害を抱える人たちにとって、本当に役立つものなのだろうか。

アメリカでは、二〇〇三年の大統領委員会において、精神保健サービスの支援の目標として、「リカバリー」という考え方を勧告した。「リカバリー」とは、精神障害を抱える人たちが、それぞれの自己実現や生き方を主体的に追求するプロセスのことだ。

日本にも、リカバリーを積極的に取り入れようとしているグループがある。彼らは、精神保健サービスをリカバリーの実現に役立つものにするために日々活動している。精神保健サービスを当事者中心に変革し、効果的な支援方法やプログラムを普及させ定着させるため、実践の積み重ねと対話のなかで、よりよいものに築きあげていくことに強い意欲と熱意を持って臨んでいる。

東京で開催された「リカバリー全国フォーラム」（二〇一〇年九月）では、イタリアの精神医療の現場を取材したことのあるジャーナリストの大熊一夫さんによる「リカバリーは精神科病院で実現できるか——イタリアでの経験を踏まえて」と題する講演が行なわれた。大熊さんには『精神病院を捨てたイタリア　捨てない日本』（岩波書店）という著書がある。

イタリアの精神科医の多くは、精神的な障害について、単に薬の投与や人材の投入だけでは解決できないと考えていた。そのイタリアでは、精神病院を廃止する法律が成立し、公立の精神病院を二〇世紀の終わりまでに廃止してしまったのだ。そして、精神病院の代わりとなる公的地域精神保健サービス網を全土に敷いたのである。今では、トリエステ、アレッツォ、ヴェローナ、フェッラーラ、トレントなどの多くの都市で、精神病院を利用することなく重い統合失調症の人たちを支えることに成功しているという。

大熊さんは、一九七〇年に都内の精神病院にアルコール依存症を装って入院し、「ルポ・精神病棟」を朝日新聞に連載した。鉄格子の内側で行なわれている入院患者の虐待などの実態を明らかにしたのだ。彼は「そこは生き地獄だった」と述べている。生き地獄を体験した大熊さんは、この地獄をどうしたら解消できるのかを考え、開放型精神病院の実現に向けて奔走した。その頃は、まさか、精神病院のない社会が訪れるなどとは思いも寄らなかったという。

精神病院を捨てたイタリア、捨てない日本

日本でも、ようやく「地域精神保健の時代」がやってきたという声を聞く。しかし、二〇〇四年度に日本の精神科医療に使われた費用の一兆九五〇六億円で、入院費の九〇パーセント近くが私立の精神病院に使われているという。同年度に精神科関係の福祉に使われた費用は、わ

ずか五八八億円、在宅福祉費用はたったの一八億円に過ぎなかった。

日本の精神病院の多くは、辺鄙な地域に偏在し、病室は狭く雑居部屋が普通で、しかも人手不足は当たり前だ。患者を縛らないという「抑制廃止運動」は、東京・八王子の上川病院の吉岡充理事長を中心にして行なわれているが、あまり浸透していないように思われる。日本の精神保健は昔も今も、病院経営が第一で、患者の待遇などは二の次なのだ。

第二次世界大戦後、多くの先進国で精神保健改革が始められ、いずれの国でも精神科病棟は急激に減りつつある。それに代わる地域精神保健サービスが整備されているのだ。

しかし、日本だけはベッド数が増え続け、在宅医療の支えは貧弱なままである。私は、日本で精神保健改革が進まないのは、病院経営に熱心な私立の精神病院が精神保健の中心にいるからではないかと考えている。

『自由こそ治療だ――イタリア精神病院解体のレポート』（ジル・シュミット著、半田文穂訳、社会評論社）によれば、一九七八年にトリエステ県は、たった一軒あった大きな県立精神病院を閉め、それに代わる拠点として、数ヶ所の地域密着型の精神保健センターをつくったという。

このような精神保健革命は、精神科医フランコ・バザーリアを中心にして行なわれた。彼が県立ゴリツィア精神病院の院長になった一九六二年ごろのイタリアでは、患者をベッドに縛りつけるのは当たり前で、五〇人もの患者が狭い土間に押し込まれることも日常茶飯事だったという。バザーリアは、その実情を自らの手ですべてを変えるか、あるいは院長を辞めるかのどちらかを選ぶしかなかった。よくよく考えた末、変革の道を選んだのだ。

県立ゴリツィア精神病院には約八〇〇人の入院患者がいたが、院長になったバザーリアは、次々に退院させて五年間で三〇〇人にまで減らした。身寄りのない人には、町に住居を用意したという。引き続いて入院している患者のなかから、さらに医療を必要としていない人を選び出して「オスピテ（客）」という呼び名をつけ、完全な自由と食・住を保証し、残った入院患者と区別した。

このようにして、バザーリアはいわば精神病院の解体を始めることにしたのだが、もちろんすべてがスムーズに進んだわけではない。一九六八年九月、ひとりの男性入院患者が一日だけの外泊中に妻を斧で殴り殺してしまう。バザーリアの考え方が殺人の引き金になったとして共犯者として法廷に立たされてしまったのである。無罪にはなったものの、病院は追われることになる。

その後紆余曲折のあと一九七〇年、バザーリアはパルマにある県立コロルノ精神病院の院長になり、改革のために奔走するが、精神病院を廃止する法律を制定するためには、いくつかの困難なハードルを越えなければならなかった。

第一に、精神病院を使わずに患者を支えることができることを証明する必要があった。

第二に、患者を支えるには、精神病院よりも地域精神保健サービスのほうがよいことを証明しなければならなかった。

第一のハードルは、バザーリアとその仲間の医師たちの奮闘によって、ほぼ完璧に証明できたが、第二のハードルは並大抵のことではない。証明したうえで政権与党を納得させ、国会で法案を通させなければならないのだ。

バザーリアとその仲間の医師たちは、一九七三年に「民主的精神医学」という組織を立ち上げ、精神保健に従事するすべての職種の人々を集め、司法官、学生、学界、労働組合、政治家とも連携した、一大大衆運動を展開したのである。

その結果、法案は国会を通過し、イタリアの精神病院は次々に廃止されていった。二〇〇一年の資料によれば、各地に設置された精神保健センターのうち、二四時間、三六五日オープンしているセンターがイタリア全土で五〇ヶ所、これを含めて、日曜祭日以外は一二時間オープンしているセンターが七〇七ヶ所あり、夜間や休日は、総合病院内の精神科病棟が対応するという。地域住民はいつでも直接予約して受診できるのだという。

狂気とは何か

こうしてイタリアの地から、精神病院が消えた。イタリアでは、精神科医の多くが、「私、センセイ。あなた、カンジャ」という考えでは「こころの病」から患者を救うことはできないと考えたのだろう。病気のみに焦点を絞って治療しても、その患者がどうして病気になったのか、どうすれば治るのかなど、分かるはずがないと考えたのではないだろうか。精神科医にとって、目の前にいる人は、病人ではなく、悩みを抱えている人であり、生活に困窮している人なのだ。

私は、狂気は物事を伝えるひとつの兆候ではないかと思っている。しかし、狂気にコミュニケーションとしての意味を持たせるためには、当事者に市民権を与えなければならないだろう。

イタリアの精神医療をひと言でいえば、「管理せず、見放さず」の医療だということができる。そこでは、「患者の自己決定」、「他者への心配り」、「相互理解」、「支え合い」といったことに大きな価値が置かれているのだ。

この治療共同体の概念は、日本では「べてるの家」で実行されているし、「こらーる岡山」でも実践に移されている。

しかし、この概念に基づいた精神保健医療を日本に浸透させるには、かなりの困難を伴うと思われる。日本では、精神科医の多くが「患者はどうしても閉じ込めておかなければならない、抑え込んでおかなければならない」と考えており、「精神病院をなくすと、犯罪が増える」と思われているからだ。

しかし、精神病院を廃止したイタリアでは、犯罪は増えておらず、アメリカでも、司法精神病で約十年の間におよそ七〇〇人の患者が社会に出たが、この人たちの犯罪率は非常に低かったという。

私は、精神疾患のひとつである「境界性人格障害」という病気について調べてみた。特徴には、不安定な自己―他者像、感情の制御の障害、衝動的な自己破壊などがあり、成人期早期までに始まる。目立つ症状は、理想化とこき下ろしといった態度の急変、怒りの爆発や衝動的な行為であるという。ふだんは円満な人が、ちょっとしたきっかけで残忍、陰湿、執拗な性格に豹変してしまうとも記されていた。

しかし、その一方で、対人関係に敏感で、その人がどんな人間かを見極めたり他者に共感することができるし、特定の状況下では才能を発揮し自分をコントロールすることができるという。

私は、自分自身の性格を知っているつもりだ。この境界性人格障害の説明を読んで、その症状のいくつかは私にも当てはまるのではないかと思った。しかし、そのような人格障害があったとしても、周囲にそれを感じさせないように努め、おそらく周りの人もそんな風には思っていないはずだ。

これに類することは、おそらく誰しも感じているのではないか。誰もが狂気と紙一重のものを併せ持っているのだと思う。社会全体が生き生きと活動していくためには、異なるものが存在していることが大切だ。弱い立場の人たちとの関係を断ち切って排除してしまうのではなく、互いに理解し合い、支え合っていくことが肝心なのである。

地域精神保健活動の充実

二〇一〇年六月、第七回日本うつ病学会総会が「ライフサイクルにおけるうつ病」をテーマとして、金沢市で開かれた。会長は、精神看護学が専門の長谷川雅美教授（金沢大学大学院）である。今回は、医師以外の職種から選ばれた会長のもとで初めて行なわれる総会ということで、うつ病に携わる多様な職種に向けたプログラムが組まれた。人生のさまざまな時点、さまざまな要因で発症するうつ病をどう捉えるのかという問題が議論された。

会長である長谷川教授が行なった講演「うつ病者と語る看護」では、うつ病者たちと向き合う看護について、新しい視点からのアプローチが示された。長谷川教授らは、二〇〇六年から外来に「メンタル看護相談室」を設け、うつ病患者の「語りの場」を作った。そこでは、当事者たちの「認知の歪み」を改善する目的で、看護師が当事者たちの不安感や焦燥感などを聞き、それに対応しているという。

このような「ナラティブアプローチ」と呼ばれる手法は、対象者に感情表出の機会と保障を与え、危機状況におけるセルフケアに役立つという。長谷川教授は、オーストラリアの自殺予防研究センターの協力を得て、患者の実践行動につながる「双方向の語り」を中心としたサポート体制の構築を考えており、また、うつ病患者の「生きる力や生きようとする力」を引き出すにはどうすればよいかを検討しているという。日本における精神保健福祉が看護の領域にまで広がりつつあることは、喜ばしい限りだ。

また、地域における精神保健福祉に関する活動も、多彩な様相を呈してきた。

たとえば、WRAP（ラップ＝Wellness Recovery Action Plan。元気回復行動プラン）という自己管理法を使って、精神疾患から立ち直ろうという活動がある。WRAPは、自身も双極性障害を患った経験のあるアメリカ人女性メアリー・エレン・コープランドさんが、精神疾患から回復した人たちを調査し、闘病中の生活の工夫や考え方を仲間とともにまとめたものだ。

一、元気な日常の生活管理。二、状態を悪化させる引き金。三、悪化した時起きる兆候。四、状態が悪化中。五、緊急状況。六、緊急状況を脱した時、の六段階で、その時の感じ方や、状態を立て直すための行動計画を患者自身が考える。ポイントは日ごろの自分を観察し、自分をよく知ることだという。

二〇一〇年八月にオープンした、精神障害者の地域活動支援センター「はるえ野」（東京都江戸川区）では、週一回WRAPのワークショップを行なっている。

ボランティア団体「心病む人とご家族の憩いの場『スペース・クッション』」（東京都調布市）では、「傾聴」という方法を使って、障害者たちの「心の援助」を行なっている。「傾聴」とは、「こちらの聞きたいこと」を聞くのではなく、「相手の言いたいこと、伝えたいこと」を共感して聴くことで、その目的は相手を理解することにある。相手が自分自身の考えを整理し、建設的な行動ができるようにサポートする。「傾聴」で大切なのは、言葉以外の行動（しぐさ、表情、声の調子など）にも注意して理解し、最後まで相手の話に耳を傾け、言葉の背後にある感情も受け止めて、共感することだという。

また、「ギャングエイジを社会人になってから体験させる」というユニークな取り組みもある。これは、現代型のうつ病について、子どものころに揉まれる経験をせず未熟なまま大人になってしまったことが関係しているとして、三〜四歳年上の先輩が親分的な面倒を見る「ブラザーシステム」を導入するというものだ。

同じ悩みを抱えている者同士が、不安などを分かち合い、今すべきことを見つけて行動する「ピア・カウンセリング」という手法を取り入れている自治体もある。これについては第一章でも紹介したが、「ピア」は「仲間」を意味する。つまり、同じような環境や悩みを持つ（あるいは経験した）人たちのグループのなかで、対等な立場で行なわれるカウンセリングだ。自分や他者が抱えている悩みを丸ごと受け止め、何をすべきなのかをともに考え、行動に移す力を養う。仲間からサポートされていると感じられることで、効果的に援助し合うことができ、悩みの解決につながるのだという。

こころの健康には、体が健康であることも必要だ。こころと体の両方のバランスをとるために、坐禅やヨーガ、瞑想などの方法を取り入れた「こころの体操」を実践して効果を挙げている団体もある。

このように、日本でも地域に根ざした精神福祉活動が拡がりつつあることは確かだが、その規模はまだ大きいとはいえない。一番の原因は、資金不足だと思われる。しかし、地域密着型の精神保健福祉活動を定着させない限り、イタリアが成功させた精神病院の解体を日本で実現させることはむずかしい。

「富士モデル」

地域の精神保健福祉活動のひとつとして注目されているものがある。二〇〇六年から開始された「うつ自殺予防対策『富士モデル』事業」だ。

これは、中高年者の自殺防止を目的として静岡県富士市が始めたものだ。うつ病患者の九〇パーセント以上が身体症状として睡眠障害を訴えていることに注目し、不眠によるセルフチェックを啓発することで、働き盛り世代の男性とその周囲の人たちの気づきを促す「睡眠キャンペーン」を事業の柱にしている。「二週間以上続く不眠はうつのサイン」として、キャンペーンのキャッチコピーは「パパ、ちゃんと寝てる？」である。

うつ病の人の初診診療科に関する調査で、九〇パーセントの人が精神科や心療内科ではなく内科などを受診していることから、かかりつけ医や産業医から精神科医に円滑に紹介するシステムを構築した。

このように、「不眠」をキーワードにすることによって、本人はもとより、家族や周囲の人、内科医が潜在的うつ病に気づきやすくする効果は確かにあると思われる。このキャンペーンによって、二〇〇五年には六七人だった富士市の自殺者数は、〇六年には五一人、〇七年には四九人に減少している。しかし、〇八年には六〇人、〇九年には七〇人と増加に転じている。また、〇七年から二年間で、かかりつけ医から精神科医への紹介件数は二四二件、このうち九〇パーセントがうつ病と診断されている。

こうしたキャンペーンの効果については詳しく検証されなければならないだろう。三年連続して自殺者数が減少したことに対しては、キャンペーンが一定の効果を示しているという評価を受ける材料になるかもしれない。しかし、本当の意味での効果はあったのか。自殺者数が〇八年から再び増加したのはなぜなのか。また、「曖昧な根拠」でうつ病と診断され、薬の大量投与を受けてしまうようなことが起こってはいないのだろうか。

内閣府は、この富士モデル事業の成果を受けて、二〇一〇年度から、うつ病者発掘のための「睡眠キャンペーン」を始めたが、単にキャンペーンを行なうだけでは、困った結果を招いてしまう可能性もある。富士市のように、地域で治療薬の適切使用情報の伝達をきちんと行ない、医師会や薬剤師会の連携システムを構築したうえでなければ、いたずらにうつ病患者を作り、薬を大量投与してしまうような事態になりかねないのだ。

現在、日本ではうつ病患者が急増しており、潜在している患者も多いという。うつ病患者の二〇パーセント弱しか医療機関を受診していないという報告もあるのだ。これを単純計算すると、日本の人口の四パーセント強にあたる五〇〇万を超えるうつ病患者がいることになり、患者数が人口の六～一〇パーセントで、うつ病が国民病のひとつともいわれているアメリカの状況に近づいていることになる。

繰り返すが、それらの人たちがすべて本当のうつ病患者なのだろうか。それらすべての人たちに薬物療法が必要なのだろうか。

先に述べたように、うつ病の診断基準として用いられている「DSM‐Ⅳ」（アメリカ精神医学会が作った精神疾患の診断・統計指針・第四版）の普及が、うつ病患者を増やしたともいわれている。

薬剤も飛躍的に使われ始めている。日本にSSRI（選択的セロトニン再取り込み阻害薬）が登場したのは一九九九年のことだが、それまで年間一七〇億円だった抗うつ薬市場は、SSRI登場以降に急拡大し、二〇〇七年には九〇〇億円を超えた。同時に薬の副作用も深刻化しているのだ。

薬剤が大量に処方されている状況について、私が最も危惧しているのは、一度薬漬けになってしまうと、立ち直るのが非常にむずかしいということなのだ。

町が大きなホスピタル

超高齢社会になれば、当然のことながら、日常生活を送るうえで必要な身体機能が衰える高齢者が増える。入院治療が必要となるケースも増えると予想されるが、病院のベッド数には限りがあるので、確実に不足するだろう。それを補うのは地域医療しかない。

しかし現在のように、保健センターや福祉施設などの施設があったとしても、それらがばらばらに機能しているのでは、円滑な地域医療は成り立たない。それぞれの施設が連携し協力しながら、一丸となって住民の健康を考えるしくみを構築する必要があるのだ。高齢者の暮らしを地域で支えるためには、医療・介護・福祉の連携が欠かせないが、現実には、それを実現するのは非常にむずかしい。

これについては、鳥取県日南町で示唆に富む取り組みが行なわれている。人口は約六四〇〇人、そのおよそ半分が六五歳以上の日南町では、二十五年以上前から、高齢者を支える医療や保健、福祉の仕組みを作り上げてきた。

それを可能にしたのは、保健師たちの活動だった。日南町では、六名の保健師が住民の健康管理のために家庭訪問を行なっている。積極的に各家庭を回り、住民の暮らしを見守りながら、診察が必要と判断される人がいれば病院に情報をつなぎ、往診を頼んだりする。介護が必要になった場合には、介護保険制度を利用できるように橋渡しをする。

また日南町では、地域ごとに保健師が企画した「まめな会」が開かれている。地域の住民が気軽に集う機会を設け、健康管理に役立つ情報を伝え、住民の健康状態を確認し、医療や介護につなげているのだ。住民が集まることによって、お互いの近況を知ることもできるという意味でも大いに役立つ。

日南町の取組みは、こうした地域のつながりによって、町自体をいわば「大きなホスピタル」にして住民の暮らしを支えていこうとするものだろう。このような活動は、体の健康ばかりでなく、こころの健康の維持にもつながっているのだ。

第五章　精神神経免疫学とは何か

行動療法の基本概念は「免疫」

「はじめに」で述べたように、免疫系はこれまで、病原微生物や腫瘍などの非自己に対する生体防御機構として、生体のなかで唯一、脳に支配されないシステムだと考えられてきた。免疫細胞や抗体を体内から取り出して試験管に入れ、そこにウイルスを加えると、ウイルスはたちまち退治されてしまう。こうした実験結果からも、「免疫は脳や神経などと独立して勝手に働いている」とされてきたのだ。免疫学会で発表された研究も、ほぼ一〇〇パーセント「こころと体は別のシステムで動いている」という認識のもとに行なわれていた。

しかし、免疫細胞と脳とは互いに影響し合っており、両者は、こころと体の問題についても互いに影響し合っていることが明らかになったのである。

生体においては、神経系と内分泌系とが車の両輪のように相互に密接に関係しながら、体の恒常性（ホメオスタシス）の維持に重要な役割を果たしていることは、古くから知られていた。

一方、免疫系は生体の外からの抗原刺激に対して、これを防御し、生体の恒常性を維持している。そこで、体の内なるホメオスタシスの主役になっていた自律神経やホルモンに、免疫を加えた三者の関係が注目されるようになったのだ。

神経系では神経伝達物質、内分泌系ではホルモン、そして免疫系ではサイトカインを介して三者は相関しており、これら三者の関係は「ホメオスタシスの三角形」と呼ばれる。

西洋医学では長い間、人間について、脳・中枢神経系を中心とする「こころ」の部分と、内分泌系や心臓血管系、消化器系や免疫系などから成る「体」の部分とが、それぞれ独立に存在しているというイメージで捉えていた。おそらく、それは西洋医学が「デカルトの心身二分の哲学」から出発したことと関係していると思われる。

しかし、科学万能主義で突き進んだ結果、現代医学は人間性を見失ってしまったように思える。そして、がんやアレルギー性疾患、多くの慢性病に対する現代医療の限界も見えてきた。特に、西洋医学だけでは、こころや体を癒すのがむずかしいことが明らかになってきたのだ。

現代医学の弱点や限界などへの反省に立って、こころと体を結ぶ「心身医学」や「東洋医学」が再認識されるようになったが、心身医学は精神分析に偏る嫌いがある。そこで、全人的な視点を持ちながら、従来の心身医学を越えて、広く身体疾患一般に適用できる、幅の広い療法が求められ、さまざまな心理学派が生まれた。そのなかのひとつが「行動療法」である。

行動療法の基本概念は、「健康を保ち、病気を治す力は自分自身のなかに備わっている」というものなのだが、それは即ち、免疫力のことではないだろうか。免疫とは、「こころと体が協調して」働くもので、その結果として、自然治癒力を発現しているのである。

行動療法には、ストレスを和らげる東洋的なセルフ・コントロール法も組み込まれている。

そこで規則正しい運動を勧められるのは、ストレスによるうつ状態で低下していた免疫作用がリラックスすることによって高められるからである。

「ホメオスタシスの三角形」

有名な医学雑誌「ニューイングランド・ジャーナル・オブ・メディスン」の編集に携わったことがあるF・インゲルフィンガー博士は、「医師が治療した病気のうちの八五パーセントは、自分自身の力で治してしまう病気である」と述べている。これは、体のなかには、自然治癒力を誘導する「治癒系」が存在しているということをさしている。

自然治癒力といえば、すぐに免疫が思い浮かぶが、さきほども述べたように、体は神経系、内分泌系、免疫系の「ホメオスタシスの三角形」で支えられている。

感情と健康が密接に関連していることは、すでによく知られている。たとえば、快いイメージは体をリラックスさせる。リラックスすることによって、不安や緊張が低減されることが分かっているが、その時、低下していた免疫力が上昇していることが確認されている。そのメカニズムは、神経系、内分泌系、免疫系の連携によってホメオスタシスを保とうとする心身の働きの結果だったのである。

三十年ほど前、免疫系はストレスに敏感に反応するということを証明するデータが初めて提出された。アメリカ航空宇宙局（ＮＡＳＡ）の医療チームが宇宙飛行士の健康状態を検査した結果報告である。アポロ宇宙飛行士たちと、軌道上にいたスカイラブ（有人宇宙実験室）の宇宙飛行士たちの血液を採取して免疫力を測定したところ、打ち上げ前と、大気圏に突入する時に免疫力が低下していたのだ。これは、宇宙という未知の世界へ旅立つというストレスと、一度慣れた宇宙を離れ大気圏に突入するというストレスが、結果的に免疫力を低下させたものと考えられた。

ところで、ストレスと免疫機能に関する古典的研究としては、カナダの生理学者ハンス・セリエ（一九〇七〜一九八二）の「ストレス学説」が有名だ。「ストレス」は、本来は物理学の用語で、「物体に圧力を加えることで生じる歪み」という意味であったが、セリエは、「外部環境からの刺激によって起こる歪みに対する非特異的反応」と定義づけた。有害な外部刺激（ストレッサー）には、温熱、寒冷、痛覚、騒音などの物理的ストレッサー、薬物、有害化学物質などの化学的ストレッサー、細菌、ウイルス、カビなどの生物学的ストレッサー、怒り、緊張、不安、喪失などの精神的ストレッサーがある。

セリエは、生体がストレッサーに曝されたとき、これらに適応しようとして生体に一定の反応が起こることを発見して適応症候群と名づけた。その反応は、次のようなメカニズムで起こる。

慢性的なストレスは脳の視床下部に影響を及ぼし、副腎皮質刺激ホルモン放出ホルモン（CRH）を産生する。それが脳下垂体を刺激した結果、副腎皮質刺激ホルモン（ACTH）を分泌する。そのACTHが副腎皮質に働いて、コルチコステロイド（副腎皮質ホルモン）を分泌する。コルチコステロイドは、生体の恒常性維持に大きな役割を果たすものだが、これが免疫抑制に働き、結果的にさまざまな病気を発症するのである。

脳の視床下部は、自律神経と内分泌系を統合し、生体のバランスを維持している。脳と免疫系は、アドレナリン、セロトニン、ドーパミンなどのさまざまな神経伝達物質、ホルモン、サイトカインなどの物質によって情報伝達をしており、コミュニケーションをとりながら、体のホメオスタシスを維持しているのだ。

精神免疫学から精神神経免疫学へ

「はじめに」でも紹介した精神神経免疫学は、神経系・内分泌系と免疫系の相互作用を研究する新しい学問である。この言葉は、ロチェスター大学のロバート・エイダー博士らによって初めて用いられた。

エイダー博士は、パブロフ類似実験を行なったことでよく知られている。これはラットを使った実験で、甘いものが大好きなラットにサッカリン水を与えて、反対にサッカリンを嫌いにしてしまおうというものだ。

サッカリン水をラットに与えた直後に、サイクロフォスファマイドという吐き気を催す薬を注射する。ラットは、「サッカリンは甘くて美味しいのに、サッカリンを舐めると吐き気がする」と考えるようになる。このような条件づけをすることによって、ラットはサッカリンが嫌いになった。

実験を続けているうちに、サッカリン水を与えたラットが死んでしまった。しかも、実際にはサイクロフォスファマイドを注射していないのに、サッカリン水を飲むと吐き気を催すだけでなく、死んでしまうという結果が得られたのである。

実は、このサイクロフォスファマイドは免疫抑制剤だった。免疫を抑制するので、エイズに罹ったような状態になる。したがって、サイクロフォスファマイドを注射されたラットが感染症で死んだとしても不思議ではない。また、注射をせずにサッカリン水を飲んだだけで吐き気を催すことも、条件反射で説明できる。

しかし、サイクロフォスファマイドを注射しないのに、サッカリン水を飲んだだけで、なぜラットは感染症で死んでしまったのだろうか。

これは、免疫を抑制するところまで、条件づけされたことを意味していると考えられるのだ。サッカリン水を与え、サイクロフォスファマイドという免疫抑制剤を注射することによって、精神的なものと免疫の間につながりができたのだ。この実験によって、「免疫は独立して機能しているわけではなく、神経系と関係している」ことが明らかになったのである。

しかし、この実験には続きがある。サッカリンとサイクロフォスファマイドを用いた「条件づけ」を繰り返すと、ラットは必ず感染症で死亡した。ところが、この「条件づけられた」同じラットが、全身性エリテマトーデス（ＳＬＥ）という自己免疫疾患には、驚くほどの抵抗性を持つようになっていたことが分かったのである。

そこで、エイダー博士はＳＬＥで死ぬ運命にある血統ラットを使って、「条件づけ」の実験を行なうことにした。その結果、条件づけの訓練を受けたラットは炎症が軽くなり、訓練を受けなかったラットに比べて長生きした。この実験も、「行動の条件づけ」が「免疫の低下を導いた」ことを明確に示すものである。

ところで、エイダー博士の精神神経免疫学以前に、スタンフォード大学の精神科医であるジョージ・ソロモン博士が、「精神免疫学」という概念を提唱していた。ソロモン博士は、「ある特定の人たちだけがどうして慢性関節リウマチで苦しむようになるのか」というテーマに取り組んでいた。慢性関節リウマチは、自己の免疫系が自分自身の関節を攻撃する自己免疫疾患で、ストレスを受けた時に発症したり、悪化することが知られている。

ソロモン博士は、この病気を詳細に観察することによって、感情的要素の関与が大きいことに気づき、脳と免疫系が関連することを確信したのである。そして、「精神免疫学」という学問分野を開拓したのだ。

エイダー博士もソロモン博士と同じように、こころの状態と免疫が関係していることを確信し、それに加えて、いかなる条件反射も神経系に関係しているはずだと考えた。そこで、病気の過程における中枢神経の役割を重視して、「精神免疫学」(Psychoimmunology)に「神経」(neuro)を加えた「精神神経免疫学」(Psychoneuroimmunology)を提唱することにしたのである。

免疫反応をコントロールするには

エイダー博士は、ラットにおける「行動の条件づけ」の研究で、神経系が免疫系と密接に関係していることを確認した。その結果から、ヒトの免疫系の疾患も「行動の条件づけ」という方法で治せるのではないかと考えたのである。

その頃、エイダー博士はクリーヴランドのカレン・オールネス博士とともに、十一歳の時に重い全身性エリテマトーデスを患ったルースという少女の治療に当たっていた。ルースは、この深刻な自己免疫疾患のために、発病の二年後には腎臓の機能不全に陥り、高血圧に苦しんでいた。医師たちは、すぐにも強力な免疫抑制剤であるサイクロフォスファマイドを投与する必要があると判断した。

ルースの母親は心理学者で、エイダー博士がラットでサイクロフォスファマイドの実験をしたことを知っていた。そこで、マウスの実験と同じような「条件づけ」を行なうことによって、ルースが投与されるサイクロフォスファマイドの量を減らせるのではないか、そうすれば、薬の有害な副作用を低減できるのではないか、と考えたのである。

エイダー博士も、この方法を治療に組み入れてはどうかと考えていたので、すぐに治療を始めることにした。エイダー博士らの医師団は、サイクロフォスファマイドに、肝油とバラの香りという二種類の強力な香りを持つ物質を組み合わせることにした。

最初の三ヶ月間、月に一回の治療のたびに、ルースは処方どおりの量のサイクロフォスファマイドと肝油を与えられ、バラの香水を嗅がされた。その後の治療では、肝油とバラの香水はそのままだったが、サイクロフォスファマイドは三回に一回しか投与されなかった。つまり、一年を通してみれば、ルースは通常の半分の量しかサイクロフォスファマイドを投与されなかったことになる。しかし、それでも治療の効果は目覚しく、ルースの症状は抑えられたのだった。

これは、ヒトにおいても、「条件づけ」という方法によって免疫反応をコントロールし、治療を成功させた例だが、すべてがルースのようにうまくいっているわけではない。実は、精神神経免疫学で克服すべき課題のひとつが、「意図的に免疫反応を変化させたりコントロールするには、どうすればよいか」ということなのである。催眠や瞑想などの行動医学的技法を用いて、免疫反応を変化させることはできる。しかし、それはあくまでも部分的なものにすぎないのだ。

もし、免疫の働きを確実にコントロールする方法が明らかにされれば、生活習慣病や、さまざまな慢性疾患だけではなく、「こころの病」の治療や予防に威力を発揮することになるだろう。免疫の働きを計画的に活性化させて、すでに進行している病気を治したり、反対に免疫の働きを抑えて病気の発症を防ぐことができるようになるということだ。

こころと体とを結ぶ腸

免疫系は、生命を守る生体防御に関わる重要なメカニズムである。神経系・内分泌系・免疫系のそれぞれの生体調整系の細胞は、神経系の神経伝達物質、内分泌系のホルモン、免疫系のサイトカインなど、それぞれの情報伝達物質を放出して、調整しながら、生命維持の役割を担っている。つまり、こころと体は常に関わり合いながら、免疫力にも影響を与えているのだが、これらの系は明確な役割分担をしているわけではなく、お互いに密接に関わりながらネットワークを形成している。情報伝達物質も単独で作用するのではなく、広範囲で重なり合いながら、影響し合っているのである。

神経伝達物質とは、網の目のように張り巡らされた神経細胞の回路において、神経細胞同士の情報伝達に用いられる物質のことだ。代表的なものに、ノルアドレナリン、アドレナリン、ドーパミン、セトロニンなどのアミン類、アセチルコリンなどがある。その他にも、グルタミン酸、アスパラギン酸、グリシンなどのアミノ酸や、ホルモンの機能のあるCRH（副腎皮質刺激ホルモン放出ホルモン）やβ-エンドルフィンなどのペプチドや、プロスタグランジン類、一酸化窒素（NO）のようなガス状物質、さらに一部のサイトカインなどが、脳内の情報伝達の役割を担っている。

アメリカ国立精神衛生研究所のキャンディス・パート博士らの研究チームは、それぞれの神経伝達物質が特定の気分や情緒と関連し、身体機能への作用に加えて、行動にも影響を及ぼしていることを立証した。

また、パート博士らは、神経伝達物質の多くを受ける受容体が、消化管と脳に集まっていることを突き止めた。腸の機能に作用すると同時に、多幸感や痛みに対する寛容をもたらすエンドルフィンの受容体は、脳にも腸にも、同じように多量に存在していたのだ。

腸には免疫細胞が多く存在しており、免疫反応のおよそ七〇パーセントを担っているが、エンドルフィンの受容体が脳ばかりでなく、免疫系の細胞が集積している腸にも存在するということは、私たちの免疫力が神経系と内分泌系を結ぶ網の目の一部であることを示している。英語でよく使われる、「ガット・フィーリング（腹の底から来る感じ）」は、図らずもエンドルフィンの受容体がある脳と腸（ガット）とが、同時に反応していることを表現したものであり、感染への抵抗力も宿主のこころの状態によって変化することを暗示していることになる。腸は、「第二の脳」といわれる。腸は免疫系の要の器官であるが、そこには五〇〇種以上、一〇〇兆個以上の細菌類が棲んでいる。その全重量は、およそ一・五キログラムにも達するといわれているのだ。

これらの細菌は、私たちの遠い祖先がかつて棲んでいた原始社会に生きているともいえるだろう。約三十八億年前の、まだ酸素のない地球と同じ環境が、現在ヒトの腸のなかに再現されているのである。その腸が、こころと体とを結ぶ重要な役割を担っているというわけなのだ。

パート博士によれば、免疫学・内分泌学・神経科学・心理学という風に各学問分野を概念で分けてきたのは、明らかに歴史的に形成された人工的遺物であり、その実体は、神経ペプチドとその受容体によるコミュニケーション・ネットワークによって、身体の細胞レベルにおける防衛や修復機能などのホメオスタシスの維持が、脳と腸とを結ぶリンクを通して、なされてきたのである。

個体統御システム

免疫系の細胞集団は、神経系や内分泌系とは異なるシステムで個体の各臓器細胞の働きを統御している。免疫系の細胞だけが、移動して他の細胞にシグナルを送ることができるのである。このことが免疫系の特徴だといえるだろう。

抗体産生細胞であるＢ細胞は、自ら移動するばかりではなく、遠くの臓器細胞にシグナルを伝達できる長寿命の抗体を作る。このＢ細胞を含む免疫系の全体を統括するＴ細胞も、自ら活発に移動してシグナルを運ぶ。Ｔ細胞は、標的となる細胞に直接接触したり、短寿命のサイトカインを放出することによって活性を示す。

食細胞系に属するマクロファージ（貪食細胞）は、このＴ細胞に抗原情報を提示し、その一方で異物を排除するエフェクター活性を示す。マクロファージは活発に移動してＴ細胞や異物と接触しているのだ。

このように絶えず移動して同じ部位にとどまらない免疫系の細胞の場合、部位が固定された神経とは接点がないように思われがちだ。しかし最近の研究で、Ｂ細胞やＴ細胞などのリンパ球の表面には神経伝達物質に対するレセプターがあり、自律神経とリンパ球とがダイナミックに接触していることが明らかになった。このため、たとえば、精神的なストレスによる刺激が交感神経を通って脾臓に達すると、ＮＫ細胞（ナチュラルキラー細胞）などの免疫系細胞の活性が変動するのである。

また、脳が感知するストレスは、内分泌系の指令を経て、間接的に免疫系の働きを修飾する。ストレスと免疫機能のメカニズムについて改めて説明すると、ストレスによって脳下垂体でＡＣＴＨ（副腎皮質刺激ホルモン）が作られ、このホルモンの作用で副腎から副腎皮質ホルモンが分泌される。副腎皮質ホルモンは胸腺リンパ球をはじめ多くのリンパ球に細胞死（アポトーシス）を誘導し、免疫の低下を導く、ということになる。

免疫系は神経系と内分泌系とによって調整されており、また、そのフィードバック機能も備わっている。免疫系を動かす、ほぼすべてのホルモン分泌の調整は、脳のなかの視床下部の神経細胞活動や、脳の支配下にある自律神経の活動に起因している。つまり、脳の支配下に置かれているのである。

統御に必要な情報伝達は、シナプスを介して神経細胞から互いに接合することによって行なわれる。神経伝達物質には、前述したように、アドレナリンやノルアドレナリン、アセチルコリンやドーパミン、ヒスタミンなどがあるが、アセチルコリンは副交感神経節前線維および中枢神経系における伝達物質で、ノルアドレナリンは交感神経節後線維末端および中枢神経系における伝達物質である。

副交感神経の活動が高まると、アセチルコリンが放出され、それが原因となってリンパ球の働きが高められる。反対にストレスなどによって交感神経が刺激されると、ノルアドレナリンなどが放出され、免疫反応が抑制されるのだ。

免疫の中心的役割を担っているリンパ球は、全身にくまなく分布するリンパ組織を連結するリンパ管を通じて、常に全身を回遊し、有機的な関係を持ちながら、免疫反応に影響を与えている。なかでも、脾臓やリンパ節は、リンパ球が抗体となって反応したり、リンパ球同士が互いにやりとりする場として重要で、これらのリンパ組織は、交感神経および副交感神経という

神経伝達物質	免疫系に及ぼす作用	伝達物質の作用部位	伝達物質の作用
アドレナリン	T細胞↓ NK細胞↑	交感神経節前線維	心拍数増加 血圧上昇
ノルアドレナリン	抗体↓ マクロファージ↓	交感神経節後線維 中枢神経系	血管収縮 気管支拡張
アセチルコリン	T細胞↑ 抗体↑ インターフェロン産生↑	副交感神経節前線維 中枢神経系	血管拡張 心拍数低下 消化機能亢進 発汗　瞳孔縮小
ヒスタミン	多核白血球の走化性↑ 脱顆粒↑	肥満細胞　肺　肝臓 胃粘膜　脳	平滑筋収縮 胃酸分泌亢進 血管透過性亢進
β-エンドルフィン	NK細胞↑ B細胞↓ インターフェロン産生↑ 好中球走化性↓	脳下垂体 中脳腹側被蓋野	鎮痛作用　痒み 眠け　鎮咳 多幸感　徐脈 消化機能抑制
エンケファリン	NK細胞↑ インターフェロン産生↑ 抗体産生↓ 単球走化性↓	脳　脳下垂体　脊髄 副腎髄質	鎮痛作用 多幸感　徐脈 身体精神依存 呼吸抑制作用

図5-1　神経伝達物質の免疫系に及ぼす作用

自律神経の支配を受けている。

脾臓に入る交感神経を切除して脳からの入力を遮断してしまうと、抗体の産生が上昇することが分かっている。反対に、電気刺激によって交感神経を興奮させると、NK細胞活性が低下することが報告されている。

一方、脾臓を支配する副交感神経が興奮すると、神経末端からアセチルコリンが放出される。リンパ球には、ノルアドレナリンだけでなく、アセチルコリンに対する受容体もある。アセチルコリンがこのリンパ球の受容体に付着すると、抗体産生やキラーT細胞の機能が高まる。

実は、自律神経系を介した免疫

系への影響には、以上のようなリンパ球経由以外にも、さまざまなものがある。主な神経伝達物質の免疫系への作用についてまとめると、図5-1のようになる。

脳と体は対話している

内分泌系で情報伝達を司る物質は、ホルモンと総称される。内分泌系が分泌するホルモンは、特定の臓器で作られた化学物質が、血流によって離れた場所にも運ばれ、少量で特異的な作用を発揮するものと定義されていた。つまり、ホルモンは内分泌系細胞だけが分泌する情報伝達物質だと思われていたのである。

しかし、よく調べてみると、それは誤りであることが分かってきた。内分泌系細胞だけでなく、視床下部の神経細胞もホルモンを分泌していることが明らかになったのだ。この神経細胞が分泌するホルモンが下垂体ホルモンの合成や分泌を調整していることが証明されたのである。

もちろん、視床下部の神経細胞はシナプスの間隙に神経伝達物質を分泌し、神経細胞間で連絡を取り合うように働いているが、このことは、ホルモンと神経伝達物質の区別が曖昧になってきたことを意味する。

また、免疫反応に直接影響を与える神経伝達物質であるアドレナリン、ノルアドレナリン、ドーパミンも、内分泌組織である副腎皮質からも分泌されていることが分かっている。発生学的に見れば、副腎皮質は交感神経原基から発生しており、内分泌腺と自律神経との中間に位置する臓器なのである。だから、このようにホルモンと神経伝達物質を同時に分泌しているのだ

ホルモン	免疫系	分泌臓器
副腎皮質刺激ホルモン放出ホルモン（ＣＲＨ）	リンパ球幼若化↑ サイトカイン放出↑	視床下部
副腎皮質刺激ホルモン（ＡＣＴＨ）	インターフェロン産生↓ マクロファージ↓ 抗体↓	下垂体前葉
乳汁分泌ホルモン	リンパ球幼若化↑ インターフェロン産生↑	下垂体
甲状腺ホルモン	白血球の貪食↑	甲状腺
成長ホルモン	Ｔ細胞↑　ＮＫ細胞↑ マクロファージ↑	下垂体
バゾプレッシン	インターフェロン産生↑	下垂体後葉
エストロゲン	リンパ球幼若化↓ 抗体↑　拒絶反応↓	卵巣
アンドロゲン	リンパ球幼若化↓ 抗体↓	精巣
グルココルチコイド	ＮＫ細胞↓ マクロファージ↓ サイトカイン産生↓	副腎皮質
サブスタンスＰ	Ｔ細胞↑　Ｂ細胞↑ マクロファージ↑ 好中球↑　肥満細胞↑	知覚神経Ｃ線維末端

図5-2　ホルモンの免疫系に及ぼす主な作用

ろう。

さらに、食細胞やリンパ球などの免疫担当細胞もサイトカインという物質を分泌し、血行を介して、その作用を発揮しているので、見方を変えれば、食細胞やリンパ球も内分泌細胞とみなしてよいことになる。

これまで述べてきたように、神経細胞は神経伝達物質を分泌して内分泌系に影響を与え、その一方で、脳の神経細胞は内分泌系から分泌されるホルモンによって影響を受ける。そして、神経系と内分泌系は相互に影響し合いながら、免疫系にも影響を及ぼしている。これが、生体統御システムなのである。

また、これらの情報伝達物質間には、相同性が高いことが明らかになってきた。免疫系の情報伝達物質であるサイトカインは、一つのサイトカインが複数の活性を持つ一方で、複数が同一の作用を示し、かつそれぞれが、独立した作用を示すと同時に、互いに関連し合った連鎖反応を起こす。サイトカインは免疫系の情報伝達物質とされているが、神経系や内分泌系に向けての作用が多く見られるのだ。このように、それぞれの情報伝達物質は、その系内の情報伝達だけでなく、系を越えての情報伝達にも使われているのである。

こうして、私たちの脳と体は常に対話しながら、ホメオスタシスを維持している。図5-2に、ホルモンの免疫系に対する主な影響をまとめた。

免疫系は脳にも情報を伝える

神経系や内分泌系の情報伝達物質について、その要点を述べてきたが、ここで、免疫系の情報伝達物質であるサイトカインについて、もう少し詳しく紹介しておきたい。

風邪などを引くと、熱が出て、食欲が落ち、眠くなることがある。これは、サイトカインを動員した生体防御が作動したために起こる。この反応は、個体や種の保存のため、合目的的なものなのである。つまり、熱が出て体温が上がると、免疫機能が高まる。食欲が落ちれば、食べ物を求めてさまよい歩く必要がない。そして、眠くなるのは、眠ったほうが体力回復のためによいからなのだ。

免疫系の細胞は、細菌やウイルス、あるいはがん細胞などの異物に対して反応する際に、さまざまな活性物質を産生する。その際の抗体を除いた免疫系の情報伝達物質がサイトカインである。一九八〇年代に、インターロイキン、インターフェロン、腫瘍壊死因子（TNF）などが相次いで発見され、すでに数百種類が確認されている。

サイトカインに共通する特徴は、すべてがたんぱく質であり、極めて微量で効果を発揮するということだ。T細胞やB細胞に作用するものの他に、腫瘍細胞に対して増殖抑制や破壊作用を示すもの、骨髄における造血を促すもの、アレルギーなどの炎症反応に関与するものなど、さまざまな作用を示すものがあることが分かっている。

さきほども述べたように、このサイトカインは、単に免疫系間の情報伝達の役割を果たすだけでなく、神経系や内分泌系にも積極的に関与する。マクロファージなどが産生するサイトカイン・IL-1は視床下部に作用して交感神経を刺激する他に、副腎皮質刺激ホルモンの分泌促進、成長ホルモンの分泌促進、甲状腺刺激ホルモンの分泌抑制などの神経内分泌への作用など、実に多彩な作用を持つことが分かっている。

風邪を引いた時の症状は、このIL-1やインターフェロンなどのサイトカインが作用した結果として現われるもので、IL-1やインターフェロンは発熱や摂食抑制、強い睡眠誘発の他に、痛覚の増減などの作用を持つことが知られている。

このように、免疫系は脳へも情報を伝えているのである。代表的なサイトカインの神経系および内分泌系への作用についてまとめると、図5-3のようになる。

サイトカイン	神経系および内分泌系への作用	産生細胞
インターロイキン-1（ＩＬ-1）	発熱　摂食抑制　徐波睡眠誘発 痛覚増強　胃酸分泌抑制 脾臓交感神経活動↑ 海馬アセチルコリン放出↓ 神経成長因子産生↑　ＡＣＴＨ↑ ＣＲＨ↑　成長ホルモン↑ プロラクチン↑ 甲状腺刺激ホルモン↓ 黄体形成ホルモン↓ エンドルフィン↑	単球　樹状細胞 好中球　Ｔ細胞 Ｂ細胞　マクロファージ 内皮細胞など
インターロイキン-2（ＩＬ-2）	発熱　徐波睡眠誘発　ＡＣＴＨ↑ エンドルフィン↑ 海馬アセチルコリン放出↓ オリゴデンドログリア増殖	主に活性化Ｔ細胞
インターロイキン-3（ＩＬ-3）	神経細胞の突起進展 アセチルコリン神経の維持	活性化Ｔ細胞 肥満細胞　好酸球
インターロイキン-6（ＩＬ-6）	発熱　ＡＣＴＨ↑ 甲状腺刺激ホルモン↓ 黄体形成ホルモン↓ 神経成長因子産生↑ アセチルコリン神経の維持	Ｔ細胞　Ｂ細胞 線維芽細胞　単球 内皮細胞 メサンギウム細胞など
腫瘍壊死因子-α（ＴＮＦ-α）	発熱　摂食抑制 徐波睡眠誘発　鎮痛 オリゴデンドログリア変性 脱髄	主に活性化マクロファージ（単球）
インターフェロン-α（ＩＦＮ-α）	発熱　摂食抑制 徐波睡眠誘発　鎮痛 脾臓交感神経活動↑ 視床下部・大脳皮質の神経活動修飾	Ｔ細胞　Ｂ細胞 マクロファージ 線維芽細胞 血管内皮細胞 骨芽細胞など

図5-3　代表的なサイトカインの神経系および内分泌系への作用
（神庭重信、1999、を改変）

免疫系情報伝達物質もうつ病を誘導

私は、風邪を引くとうつ状態になることがある。友人の精神科医に聞いてみると、風邪がきっかけでうつ病になった人や、一度治ったうつ病がひどい風邪で再発してしまうこともよくあるという。インフルエンザに感染して、インフルエンザの症状は消えたにもかかわらず、いつまでも倦怠感が続き、意欲も性欲も消えて、行動も沈滞気味になったという経験が、私にもある。

風邪やインフルエンザがきっかけでうつ病になるのは、生体防御に関与するインターフェロンやＩＬ-１などのサイトカインが風邪やインフルエンザの感染で体内に出現し、それがうつ病を誘導したものと考えられている。

少し古い話になるが、慢性肝炎の治療薬としてインターフェロンが広く臨床的に使われ出した直後、治療を受けた人のなかでうつ病になる人が多数見られ、なかには、自殺者まで出て大問題になったことがあった。

うつ病はセロトニンなどの脳内伝達物質が減少していることが原因とされているが、ノルアドレナリンの分泌量も関係しているようだ。インターフェロンをはじめとするサイトカインはセロトニンやノルアドレナリンの分泌に影響を与えるので、インターフェロンがうつ病を誘導することは十分に考えられるだろう。

事実、インターフェロンがうつ状態に導くという有害作用が知られるようになって、適切な使用法と対応が取られるようになったことで、深刻なうつ病になる人はごく稀にしか見られなくなった。

　また、ストレスは視床下部に影響を与え、副腎皮質ホルモンを分泌させたり、交感神経を刺激したりして、結果的に免疫を低下させるので、当然のことながら、各種サイトカインの分泌量にも増減が起こると思われる。それが、うつ病の誘発につながることも考えられる。

　このように、生体機能を詳しく調べてみると、うつ病をはじめとする「こころの病」は、神経系・内分泌系・免疫系によって成立している個体統御システムの破綻によって起こると考えてもよいことになる。

　うつ病は、糖尿病、甲状腺機能障害などの内分泌性疾患、ビタミンB_{12}欠乏症などの代謝性疾患、あるいはアルコールの長期乱用、一部の降圧剤の常用などによっても起こるが、いずれの場合も内分泌系、神経系、免疫系で障害が起きている。

　内分泌系の異常によって起こる糖尿病は代謝障害が生じ、結果的に免疫が低下する。さらに、厳しい食事制限や生活管理がストレスとなったり、「失明したり、手足が不自由になるのではないか」という心配から、抑うつ状態になる。つまり、糖尿病では、神経系・内分泌系・免疫系にまたがった障害が起きているのである。

　また、病気の治療薬がうつ病を引き起こすこともあるが、これは、くすりの作用が脳の神経伝達物質に何らかの影響を与えていることによると思われる。

「季節性うつ病」というものもある。正式には「季節性情動障害」という。私も陥ることがあるが、私の場合は十月から十一月にかけて憂鬱な気分になりはじめ、二月から三月頃に治るというパターンが多い。この病気は冬季を中心に発症し、高緯度地域における発症率が高いことから、日照時間が短くなることに原因があるともいわれている。

体内時計を司るのはメラトニンというホルモンだが、日照時間が短くなることによって、分泌のタイミングが遅れてしまったりすると、体内時計が狂ってしまう。日内リズムが崩れると、NK細胞をはじめとする免疫細胞のリズムも崩れ、結果的に免疫が低下する。その一方で、光の刺激が減ることで神経伝達物質のセロトニンが減り、脳の活動が低下して、うつ病になるのだと考えられる。

うつ病をはじめとする「こころの病」が、神経系・内分泌系・免疫系による個体統御システムの破綻によって起こると考えれば、それは見方を変えれば、「こころの病」は、神経系・内分泌系・免疫系による個体統御システムを障害するような、どんな原因でも起こりうることになる。

現在、「こころの病」の改善や予防のために、さまざまな提言がなされているが、それらの対策のすべての基本として、「免疫を高める」ことが不可欠なのである。

ストレスによる内分泌細胞の反応

ここで、ストレスを受けた時の内分泌系や免疫系細胞の反応のメカニズムについて、もう少し詳しく説明しておきたい。

ストレスを受けた時にヒトの内分泌系は、どのように反応するのか。これについては、ノルウェーの神経生理学者H・アルシンが、パラシュート降下の訓練を受けて間もない段階のノルウェー軍の新兵を対象にして、彼らの血液中のホルモン濃度の変化を調べた報告がある。

血液一〇〇ミリリットル中のコルチゾール量は、飛行前には六マイクログラムだったが、初飛行の直後には、一三マイクログラムに増えていた。しかし、二回目の飛行後では八マイクログラムに急激に減少し、三回目では六マイクログラムと平常に戻った。

血液一〇〇ミリリットル中のノルアドレナリン量は、飛行前には二〇マイクログラムだったが、初飛行直後には三八マイクログラムに増えた。しかし、二回目の飛行では三〇マイクログラムに減少した。

血液一〇〇ミリリットル中のテストステロン量は、飛行前には六・五マイクログラムだったが、初飛行直後には、三マイクログラムに減少した。しかし、二回目の飛行では、六・五マイクログラムに回復した。

この結果から分かるのは、ストレスに対処するために、ノルアドレナリンとコルチゾールが血液中に急激に増えたが、逆にテストステロンは減少したということだ。性欲を高めるテストステロンは生きるか死ぬかの危機的ストレス状態では、不要なものなのかもしれない。

連続してストレスがかかると、ヒトの血液中のノルアドレナリン、アドレナリン、コルチゾールなどのストレスホルモンが増加するが、それらのホルモンはどのようなメカニズムで放出されるのだろうか。

ストレスは人体の二つの系を刺激する（図5‐4）。一つ目はストレスに迅速に対応する「自律神経系」だ。交感神経がストレスによって興奮すると、フィードバック機構によって、脳の視床下部が刺激され、シナプスを介して情報伝達物質であるノルアドレナリンが脳内でも出現するようになる。さらに交感神経が興奮すると、副腎髄質が刺激されてアドレナリンも放出される。

このアドレナリンやノルアドレナリンは心臓の動きを速め、血管を収縮して血液を全身に巡らせる。また、肝臓に作用してグルコースを血液中に放出する。ちなみに、旅行すると便秘になりやすいのは、交感神経が興奮して、腸の活動が低下するためだ。

ストレスに反応する二つ目の系は、ハンス・セリエが早くから気づいていた「視床下部・脳下垂体・副腎系」で、こちらはゆっくり反応する。

ストレス刺激が脳に入力されると、視床下部からＣＲＨ（副腎皮質刺激ホルモン放出ホルモン）というホルモンが放出される。これを受け取った脳下垂体が興奮し、ＡＣＴＨ（副腎皮質刺激ホルモン）を放出する。このＡＣＴＨが血液の流れに乗って遠く離れた副腎に届く。こうして、副腎皮質が刺激され、ストレスホルモンのコルチゾールが放出されるのである。

ストレスに対する自律神経の反応の速さに比べて、この「視床下部・脳下垂体・副腎系」の反応は、実にゆったりしている。しかし、そのことが、重大な結果を生んでしまうことがあるのだ。

ストレスが長く続くと、副腎が肥大するのはＡＣＴＨのためである。この時、脳下垂体はＡ

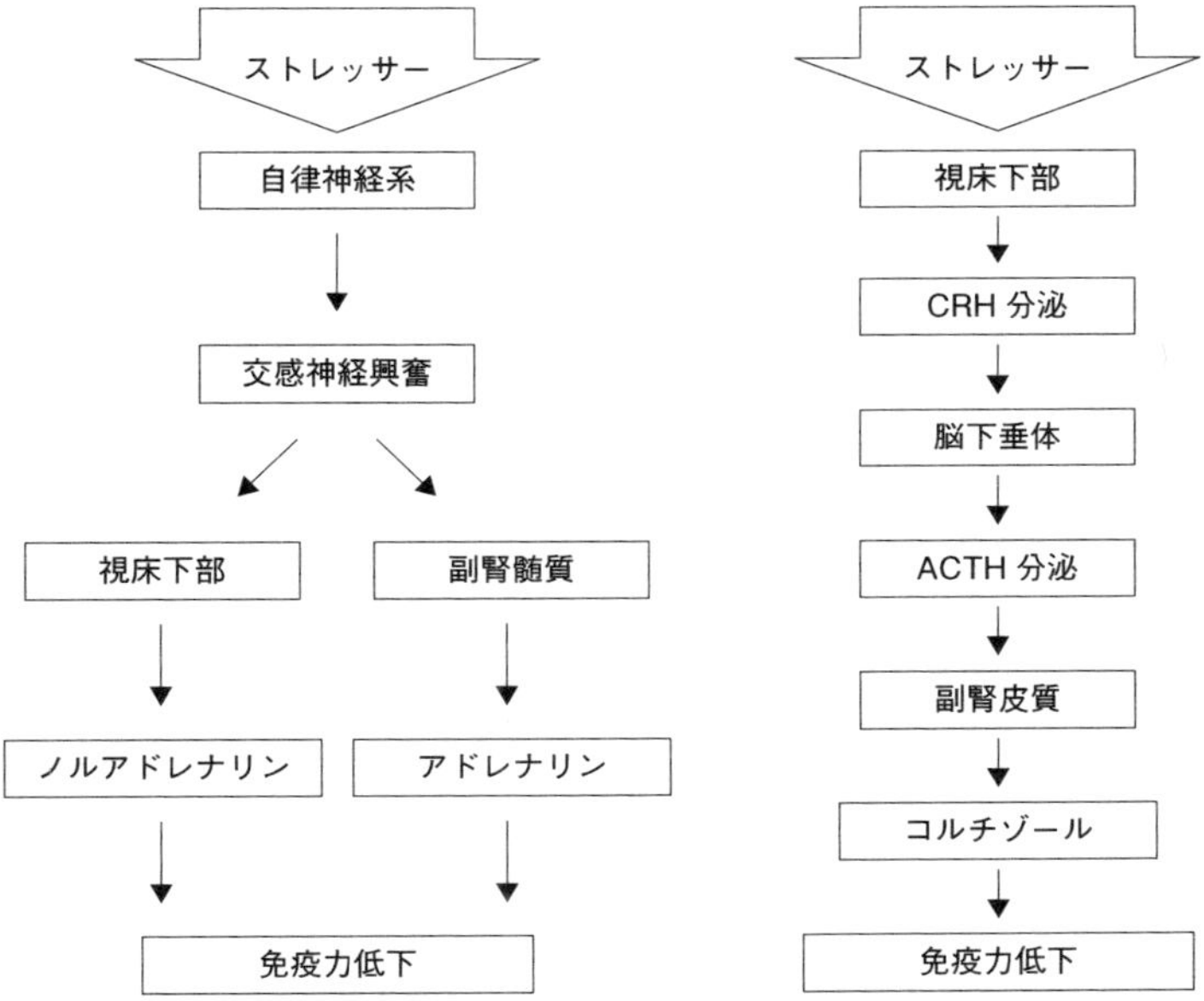

図 5-4　ストレスは 2 種類の内分泌系を刺激して免疫力を低下させる

CTHの生産にかかりきりになっているので、その他の大切なホルモンの生産がおろそかになってしまう。精巣や卵巣を刺激するホルモンや成長ホルモン、そして毛髪の黒色色素が生産されなくなる。その結果、精巣や卵巣が萎縮し、身長は伸びなくなり、髪の毛は白くなってしまうのである。

ストレスによる免疫低下

ストレス時に分泌されるコルチゾールやノルアドレナリン、アドレナリンなどの、いわゆるストレスホルモンは、すべて「免疫力低下」を誘導することが分かっている。

ストレス時に副腎皮質から放出されるコルチゾールは、リンパ球を減らし、免疫を低下させるため、免疫抑制剤として広く使われている。

また、ストレス時に分泌されるノルアドレナリンやアドレナリンはリンパ組織に悪影響を及ぼし、抗体産生を減少させ、NK細胞活性も低下させることはすでに述べたとおりだ。

一九七二年、NASAのC・フィッシャー博士が、宇宙飛行士のリンパ球数の変化を調べたところ、フライト前と帰還した当日は、飛行士のリンパ球が減少していた。しかし、帰還して一日経つと、かなり増加していた。

また、宇宙飛行士のリンパ球は、彼らが地球に戻ってから三日間は、分裂・増殖する能力が低下していた。その時のリンパ球幼若化反応も低下していたことから、この間の宇宙飛行士の免疫力は弱まっていたことが推測されるのだ。「幼若化」とは、成熟したリンパ球は、それ以上分裂増殖することはないが、特定の抗原に出会った場合、成熟前の幼若な細胞形態を取って、細胞分裂によって増殖するようになる現象のことをいう。これらの免疫力低下はストレス時に放出されたストレスホルモンの作用によるものなのである。

「こころの持ち方」が、免疫系に大きく影響を及ぼすことがお分かりいただけると思う。何事もポジティブに捉え、希望を持つ人の脳は活性化し、交感神経と副交感神経のバランスも取れ、神経系・内分泌系・免疫系の三位一体が整い、免疫系が強化されるということなのだ。

反対に、落胆や失望は、強力なストレスとなって脳を直撃し、交感神経と副交感神経のバランスは崩れ、その結果、三位一体がゆがんでしまうことによって免疫系は弱体化するのである。

「こころの持ち方」が影響を受けるのはリンパ球であるが、そのなかでも特にストレートに影響を受けるのが、ＮＫ細胞なのである。

Ｔ細胞やＢ細胞など、獲得免疫に働くリンパ球は、基本的に強くできていて、強めたり弱めたりすることはできない。エイジングの影響も受けない。しかし、ＮＫ細胞は、年齢や精神的ストレス、食べ物などの影響を非常に受けやすいのだ。別の言い方をすれば、ＮＫ細胞は生活のなかで、強くも弱くもできるということだ。

ＮＫ細胞はヒトの体内に少なくとも五〇億個以上、多い人では一〇〇〇億個も存在するといわれている。これらのＮＫ細胞が、日々発生する三〇〇〇から五〇〇〇個のがん細胞を探し出しては攻撃し、破壊してくれているのだ。

また、ＮＫ細胞活性には、日内リズムがあることが知られている。朝の九時前後と夕方五時前後に高く、夜の九時頃になると、とても低くなる。したがって、不規則な生活をしていると、ＮＫ細胞の日内リズムが崩れて、結果的にＮＫ細胞活性が高く保てなくなるのだ。そして、笑うとＮＫ細胞活性が上昇し、落ち込むと低下する。事ほど左様に、ＮＫ細胞は日常生活の影響を受けやすいのである。

こころの動きと免疫反応

それでは、「こころの変化」は、どのようにＮＫ細胞活性に影響を与えているのだろうか。

私たちは日常生活のなかで、何かあるたびに、無意識のうちに好き嫌いを判断している。この「こころの変化」（感情の変化）が間脳に伝わると、間脳は活発に活動し、情報伝達物質であるPOMC（プロオピオメラノコルチン）というたんぱく質を合成し、それが無数の神経ペプチドに分解される。この神経ペプチドは、まるで感情を持っているかのように情報の内容を判断し、その判断によって自らの免疫力を高めたり低めたりしているのだ。「好き」、「楽しい」などのプラス思考の場合には、このたんぱく質がβ‐エンドルフィンやドーパミンなどの「善玉ペプチド」に分解されて、血液やリンパ球を通じて全身に流れ、NK細胞の働きを活発化する。これを「ペプチドシャワー」という。

一方、悲しい時やストレスを受けた時には、アドレナリンやノルアドレナリンなどの「悪玉ペプチド」になって、NK細胞の活性を低下させるのだ（図5‐5）。

次に、どのようなことがNK細胞の活性を左右するのだろうか。

まず、運動するとNK細胞の活性が高まることが知られている。特に歩くことは有効で、日常的に運動をしている人は、あまり運動しない人よりもNK細胞の活性が高くなる。東京ガス健康開発センターが発表したデータでは、社員九〇〇〇人を十六年間追跡調査したところ、毎日一時間の歩行と週末に運動している人は、ほとんど歩いていない人に比べて、常にNK細胞活性が高く保たれており、がんによる死亡のリスクが半分になるという結果が得られている。

同様のデータは、アメリカでも報告されている。毎日三キロ以上歩いている人は、それ以下の人に比べると、十年後の発がん率が半分になったという。

次に、笑うこともNK細胞活性を高める方法として有効だ。

アメリカのジャーナリストであるノーマン・カズンズの『笑いと治癒力』（松田銑訳、岩波

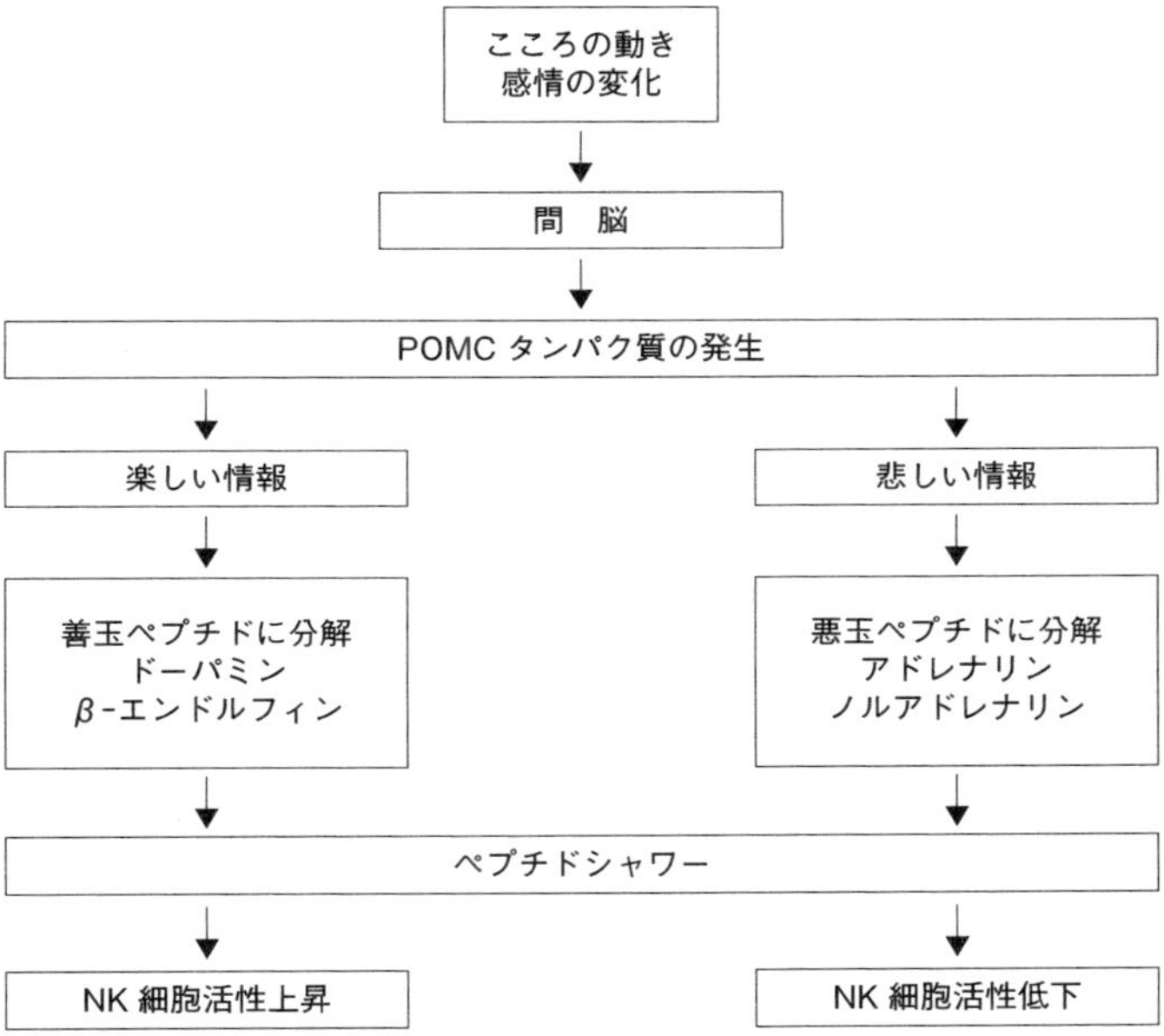

図 5-5　楽しいと NK 細胞活性が高まり悲しいと NK 細胞活性が低下する

書店）の解説の中で、小林登・東京大学名誉教授は「笑いは心のプログラムを活性化し、治癒力を高める」としている。笑いは自律神経を介して、こころと体のプログラムを活性化させるというのだ。「笑う」という行為が、神経・内分泌系から免疫系へと続く、こころと体のプログラムを活性化して免疫系の上昇を導くのである。

リー・バーク博士は、健康な医学生五二人に一時間のコメディービデオを見てもらい、その前後の免疫因子の活性を調べている。NK細胞の活性は、鑑賞前二四パーセントが鑑賞後は三八パーセントに増加し、免疫グロブリンのIgA抗体量は一七五mg／dℓから二〇〇mg／dℓに、IgM抗体量は七五㎎／dℓから九〇㎎／dℓに、IgG抗体量は九五〇㎎／dℓから一一五〇㎎／dℓに、それぞれ増加していた。補体量も、七五㎎／dℓから一二五㎎／dℓに、インターフェロンも〇・四IU／dℓから〇・九IU／dℓに増加していた。これらの効果は、ビデオ鑑賞後、一二時間以上も持続したという。

プラスのイメージでがんを抑える

これまで繰り返し述べてきたように、NK細胞活性を最も強力に下げる因子は、精神的ストレスである。精神的ストレスをネズミに与えると、NK細胞活性は数分で低下する。そして、ストレスの強さに比例してNK細胞活性も低下するのである（図5‐6）。

反対に、よいことをイメージすることで免疫力は高くなる。私たちは、参加者に三〇分間眼を閉じてもらい、沖縄のサンゴ礁をイメージしてもらうという実験を行なった。きれいなサンゴ礁に美しい熱帯魚が泳いでいる様子をイメージしてもらうだけで、全員のNK細胞活性が上昇したのである（図5‐7）。

アメリカを中心にして、「サイモントン療法」というイメージ療法が行なわれている。これは、アメリカのカール・サイモントン医師によって開発された「がん治療を目的としたイメージ療法」だ。

長年がん治療に携わってきたサイモントン医師は、同じような症状の患者が、同じような環境下で生活しても、がんの進行に個人差があることに気づいた。そこで、通常のがん治療と併

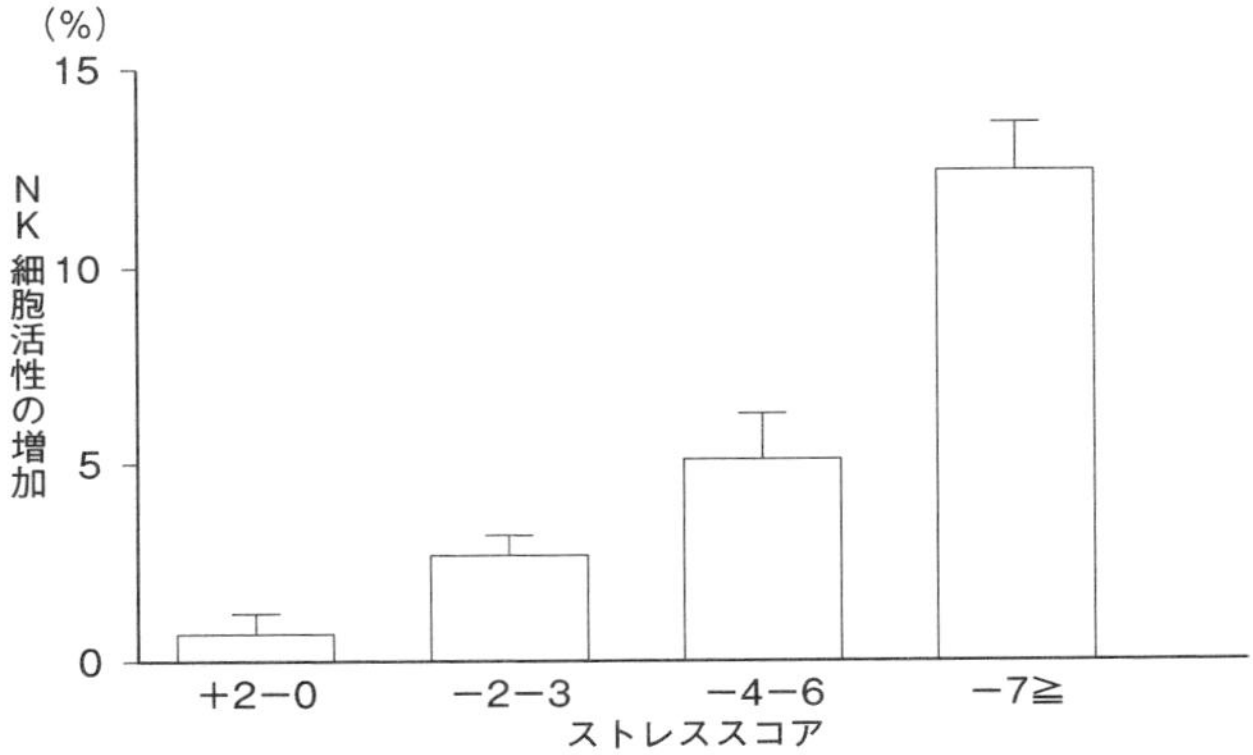

図 5-6　ストレスの度合に応じて NK 細胞活性が低下する
（奥村康「自然食ニュース」）

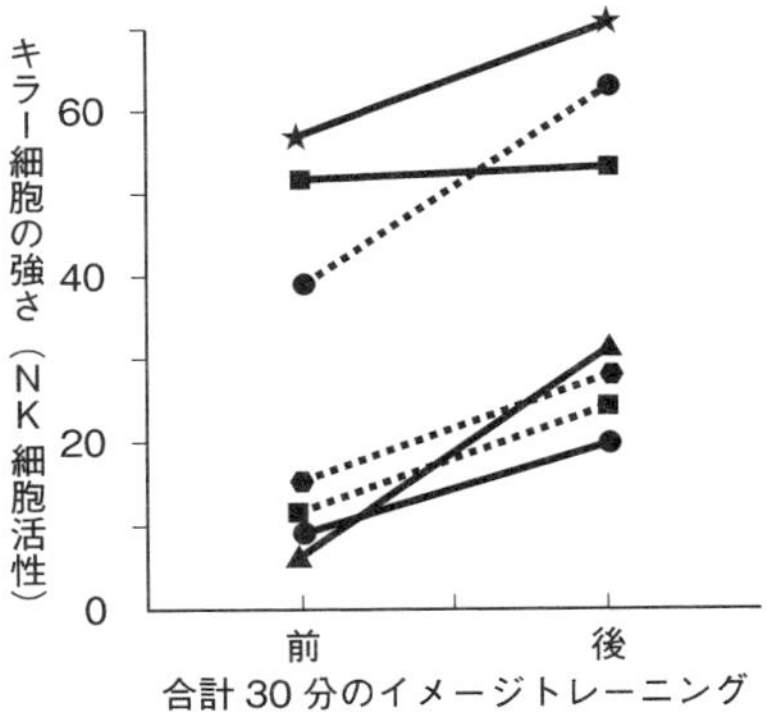

図 5-7　イメージトレーニングで免疫力が活性化する（藤田紘一郎「こころとからだの免疫学」『心身健康科学概論』人間総合科学大学、2008）

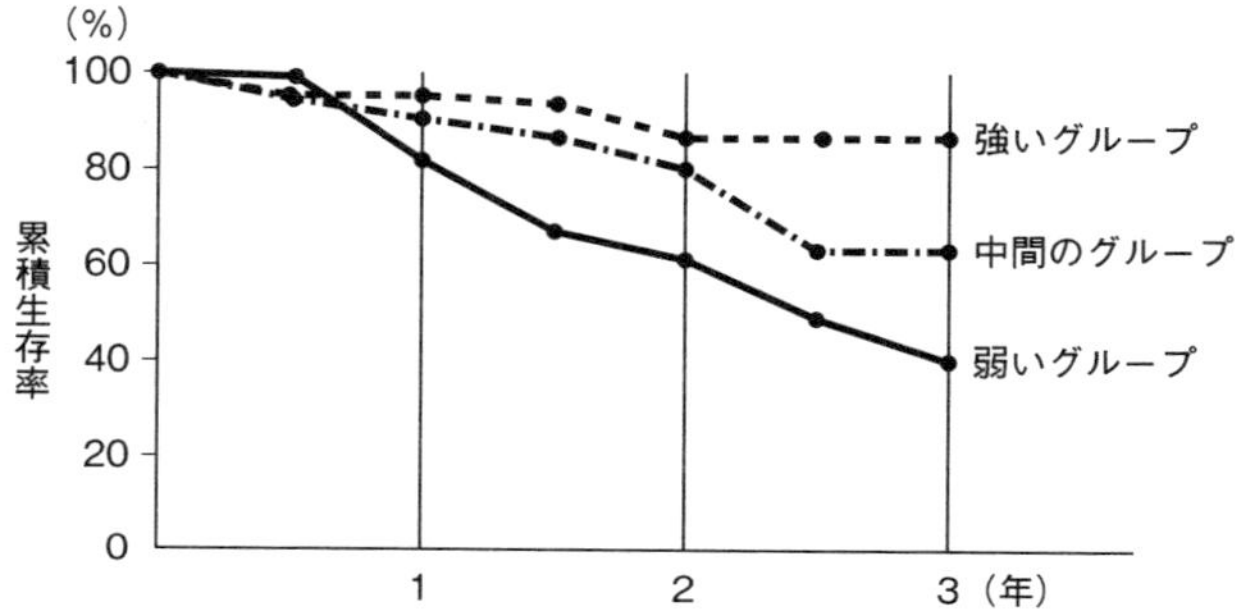

図5-8　頭頸部がん患者におけるNK細胞の強さと生存率（藤田紘一郎「こころとからだの免疫学」『心身健康科学概論』人間総合科学大学、2008）

せて、その治療効果を最大限に高める目的で、心理プログラムを作ったのだ。それが、イメージを重要視する「サイモントン療法」である。

サイモントン医師は、がんの進行を阻止するために最も大切なのは、ストレスの影響を早く取り除くことだと考えた。そこで第一段階として、心身のリラックスが得られるように工夫したうえで、次にイメージ療法を行なった。たとえば、自分が望む状況を頭のなかで具体的に描かせるのだ。

がん細胞が出現すると、活性化されたNK細胞が近づき、パーフォリンという物質を出してがん細胞に穴を開け、そこからがん細胞内の水分と塩分を消失させ、がん細胞を数分で死滅させるのだが、「サイモントン療法」では、受けている治療の効果で、がん細胞が破壊されるイメージを思い浮かべるのである。

NK細胞の重要性を示すデータには、次のようなものもある。頭頸部がんになった人のNK細胞活性を手術前に測定し、活性が強い人のグループと弱い人のグループに分け、術後三年間のがん再発率を比較したものだ。NK細胞活性の強い人は再発率が低く、ＮＫ細胞活性の低い人は逆に再発率が高くなっていたのである（図５‐８）。

西洋医学の限界と東洋医学

ところで、可愛がってもらえない子どもは発育が遅れ、身長や体重が増加しないことはよく知られている。これは、「優しさ」という感性の情報が欠如することによって、こころのプログラムが円滑に作動しなくなり、成長ホルモンの分泌や、食べ物の消化や吸収がうまくいかなくなることを意味している。つまり、成長や発達に関与する身体プログラムがうまく作動しなくなった結果なのである。

優しく接せられれば、消化や吸収力が促進され、成長ホルモンの分泌だけでなく、抗体産生などの免疫プログラムまで活性化されるのだ。

私たち人類が「よかれ」と思って作り上げてきた文明社会は、実はストレスに満ち溢れるものだった。過酷なストレスが、私たちが本来持っていた「優しさ」を奪い去り、私たちの神経系・内分泌系・免疫系による個体統御システムを破綻に追い込んでしまった。その結果、私たちの免疫力は低下してしまったのである。このような状況のなかで増加してきた病気が、アトピーや喘息、花粉症などのアレルギー性疾患とがんであり、うつ病などの「こころの病」なのだ。

飲酒について、私たちが行なった興味深い研究結果がある。「お酒を飲める人」は、「飲まない」より「飲む」ほうがＮＫ細胞活性などの免疫力が上昇することが明らかになったのだ。

「お酒を飲める人」とは、アルコール代謝で生成されるアセトアルデヒドを速やかに分解して無害にするＡＬＤＨ２（アルデヒド脱水素酵素）のうち、能力の高い遺伝子型を持っている人のことだ。このタイプの人は、お酒を飲まずに我慢しているときのほうが、免疫力が低下していたのである。ただし、これには、気の合う人と、一日二合までという条件がついている。

さまざまなストレスを受ける現代社会では、あまりストイックになるよりも、ストレスを少なくする生活習慣、たとえば、お酒が好きな人は多少はお酒を飲み、陽気に楽しく暮らすほうが、ＮＫ細胞活性も高く保てるということなのだろう。

西洋医学の進歩に目を見張るものがあることは確かだ。しかし、アレルギー性疾患や「こころの病」は増え続け、がんの発生率は一向に下がらない。これらの病気が、免疫力のバランスが崩れたときに発症することは、これまで述べてきた通りである。免疫機構のうち、Ｔｈ１は、がんの抑制に関係するものであり、Ｔｈ２は、アレルギー反応に関与するものだ。この二つの免疫機構は、ちょうどシーソーの両端にあって、バランスを取っている。このバランスが崩れると、がんになってしまったり、アレルギー性疾患を発症するだけでなく、うつ病などの「こころの病」も発症しやすくなるのである。

これらの西洋医学で解決できない病気は、「バランスが崩れた」結果生じたものばかりである。アレルギー性疾患にも、がんにも、うつ病などの「こころの病」にも、毎年莫大な研究費が投じられている。にもかかわらず、患者数は年々増えるばかりだ。このような病気には、西洋医学以外のアプローチが必要になってくる。たとえば、東洋医学がある。

東洋医学では、まず「体のバランスがどうなっているか」を知ることから始まる。皮膚や粘膜の状態を見て、脈をとり、体のバランスを見る。東洋医学では、体のバランスを崩す要因として、「こころの問題」が大きく関与していることに気づいている。

心的ストレスを受けた後に、アトピーが発症したり、がんになったりすることはよく知られている。私は、アトピーの治療に効果を挙げている名医たちと話す機会も多いが、彼らはみな、子どもたちの気持ちを高めることに努めている。

一九九五年に起きた阪神淡路大震災の被災者のなかで、PTSD（心的外傷後ストレス障害）を負った人たちの免疫のバランスが大きく崩れていたことが分かっている。しかし、そのなかでも、他の人たちとこころ豊かな触れ合いを持てた人ほど、免疫機能が早く正常に戻ることが確認されている。

私たちの研究でも、「楽しく生きる」、「ポジティブな思考をする」などといった「こころの持ち方」が免疫のバランスを正常にすることが明らかになっている。「優しさ」を大切にして、自然と共生しながら生きる。そのような生き方が、一人ひとりが持っている免疫力のバランスを保ち、神経系・内分泌系・免疫系による個体統御システムを正常に機能させ、ホメオスタシスの維持につながっていくのである。

終　章　リジリエンスで、「こころの病」から生還

悪循環から抜け出せない

ここまで、「こころの病」は脳だけではなく免疫系も含めた体全体で捉えるべき問題であり、「こころの状態」を健やかに保つために、私たちは何をなすべきかを述べてきた。ふだん腸内細菌のことを気に留めている人はほとんどいないと思うが、腸内細菌の果たす役割の大きさを知り、食生活の大切さを改めて痛感した方も多いのではないだろうか。最後に、第一章で紹介した本田理絵のその後を紹介して、本書のまとめとしたい。

石川教授が理絵からリジリエンスを引き出そうとさまざまな方法を試みた結果、理絵が「爆発」を起こす回数は着実に減っていき、パニック障害も少しずつ緩和されていった。また、「降りてゆく生き方」を知ることによって、理絵のリジリエンスは徐々に高まっていくように思えた。しかし、彼女の「見捨てられるかもしれないという不安」は相変わらず続いており、そのなかでも、もっとも問題だったのは、すべてを石川教授に依存するようになっていたことだった。自分の苦しみに自分自身で向き合うことから逃げ出してしまったのである。そればかりか、「私の不幸は周りの人のせい」、「自分に不都合なことは、すべて他人のせい」だと考え

るようになっていた。

ある時、石川教授が、ほんの軽い気持ちで「自分の健康は自分で守らなければ駄目だよ。誰も助けてはくれないよ」と話したところ、理絵の表情が一変した。「見捨てられるかもしれないという不安」が突然よみがえり、しばらくなかった「爆発」が起こったのである。

石川教授は心療内科の長い診療経験のなかで、このままでは彼女を救うことはできない、自分が理絵の側にいたのでは、彼女の「こころの病」が改善するはずはないと思うようになっていた。理絵への対応で肉体的にも精神的にも相当に疲れていた石川教授は、大学の雑事や心療内科の診療も多忙を極めており、大学病院の短い冬休みの初日に、軽い脳卒中に襲われてしまう。入院した石川教授は理絵との連絡を完全に絶たざるを得なくなった。

突然、石川教授と連絡がとれなくなった理絵は、頭のなかが真っ白になり、何度も教授の家に電話をしたが、そのたびに、教授の家族から「今、入院中なので、お話しできません」という返事しかもらえなかった。

理絵は小さなアパートの一室に閉じこもり、毎日泣き暮らした。「死にたい」と何度も思ったという。理絵はとにかく教授と話がしたかったが、それができないので、教授に話したいことを日記に書いてみることにした。

また、友人に悩みを聞いてもらえば少しは楽になるかもしれないと考えて、数人に会ってみた。しかし、気持ちはますます落ち込んでしまった。彼らは異口同音に「時間が解決するよ」と言ったのである。それを聞いて、理絵は立ち直るどころか、地の底に突き落とされた気分になったという。

「あるがまま」を引き出す

ただひとり、理絵のこころを癒してくれた友人がいた。オーストラリアに留学していた時の先輩で、彼女はオーストラリア人の夫と離婚し、帰国後に最愛の父を亡くしていた。彼女は、理絵の話をじっくり聞いてくれたあと、自分の辛い経験を話してくれたのだ。

少し落ち着きを取り戻した理絵は、このままでは自分は本当に駄目になってしまうと考え、一念発起して、しばらく休んでいた「心理学セミナー」の受講を再開してみることにした。これは夜間に大学で開かれている社会人のためのセミナーだったのだが、そのなかで、「自己開示」というワークショップがあった。「自己開示」とは、自分に関する情報（感情や経験など）を他者に言葉を介して、ありのままに伝えることをいう。

理絵は、自分の悩みを隠すことなく開示した。その時、五〇歳くらいの男性から、「よかったら、後日、あなたの悩みを聞いてあげますよ」と声をかけられた。ためらいもあったが、理絵は思い切って会うことにした。

約束の日、理絵はその男性に、自分の悩みや石川教授との関わりについて一気に話し続けた。気がつくと、八時間も経っていた。その間、男性は理絵の話に対して、「よい」とか「悪い」といった判断は加えずに、理絵の「あるがまま」を引き出す質問を続けた。それは、いわゆる「傾聴」という方法ではなく、「彼女自身がどうしたいのか」を聞きだすというものだった。

理絵は、見ず知らずの人間が、八時間も自分の話を聞いてくれたことに感謝し、このような人が世の中に存在することに感激した。この男性は、ある寺の住職で、どうすれば「こころの病」を改善することができるかを、心理学セミナーで学んでいたのだ。

「認知のゆがみ」に気づく

八時間にわたって住職に話を聞いてもらった後、理絵は自分のこころをさらけ出すことによって、おのずと何らかの助けが訪れることを知った。また、自分がいかにひどい人間だったかということにも気づいたのである。石川教授が「誰も助けてはくれない」といった本当の意味が、初めて分かったのだ。悲しみや苦しみから逃げて、ただ他人に依存するばかりだったことに気がついたのである。

それまでの人生を振り返ってみれば、結婚生活でも、「夫は自分がいなければ生きていけないだろう」と常に思っていた。その反面、「私がこんなにしてあげているのに、なぜ夫は仕事をしないのか」と夫を責め立てていた。実は、それは「共依存の関係」だったのである。

理絵は、自分自身が悲しみや苦しみにじっくりと向き合うことの大切さを知り、自分自身の「認知のゆがみ」に気づいたのだ。そして、どうすれば「こころの病」を改善することができるのかを考えるなかで、「病気は、自分で治すものだ」ということを実感したのである。

そのためには、まず他人への依存心を取り除かなければならない。自分自身で考え、「私はこう思う」と自分で問題を解決すること、自分自身の「あるがまま」を感じ、その「あるがまま」を素直に受け入れることが必要なのだ。
「わがまま」とは、他人の「あるがまま」を受け入れようとしないことである。理絵は、自分の「あるがまま」を受け入れないうえに、他人の「あるがまま」も受け入れていなかった自分の「わがまま」を恥じたのだった。

リジリエンスを高める

「こころの病」を自分で治すという目標を立てた理絵は、さっそく行動を起こした。それまでは、お金を最優先に考えて嫌な仕事でも我慢していたが、自分が納得できる仕事をするための就職活動を始めたのである。その結果選んだ仕事での収入は激減したが、こころは数倍も豊かになった。いわば「降りてゆく生き方」を実践したのだ。

食生活も大きく変わった。それまでは偏食と不規則な食事時間などのために低血糖症の発作を起こすことさえあったので、「糖質制限食」を試みることにしたのである。この食事法の有効性は、糖尿病で悩んでいた石川教授から聞いていたのだ。その結果、低血糖症に悩まされることもなくなっていった。

また、理絵は肌が乾燥しやすく、風邪を引きやすくなっていることに気づいていたので、野菜を多く摂るように心がけ、ビタミン類のサプリメントも取り入れることにした。そして、質の悪い油脂は、できるだけ避けるようにした。その結果、以前では考えられないほど体調がよくなったのである。

理絵は、石川教授とのつきあいのなかで、「こころの病」を治すためには、こころと体の免疫力、つまりリジリエンスを高めることの大切さを十分に理解していたから、食事をはじめとする生活習慣をすべて改めたのである。

自立をめざして、理絵が生活を変えてから二ヶ月が過ぎた。石川教授と連絡が途絶えてからは三ヶ月が過ぎていた。ある日、病気が回復した石川教授が、仙台のホテルで講演することをインターネットで知った理絵は、思い切って仙台に出かけてみることにした。

講演が終わるのを待ち、石川教授がホテルのロビーにひとりでいる機会を捉えて、後ろから声をかけた。

突然目の前に現れた理絵を見て、石川教授は一瞬、それが誰なのか分からなかった。そこには、すらりとした笑顔の女性が立っていたのである。

おわりに

日本で、うつ病の患者数が増え続けるのはなぜなのか。自殺者数が十三年連続で三万人を超えているのはなぜなのか。日本人に花粉症やアトピーなどのアレルギー性疾患が多いのはなぜなのか。

世界で食物繊維を最も摂取しているメキシコの自殺率が、なぜ日本よりはるかに低いのか。乳酸菌を与えられた豚は、なぜおとなしくなったのか。

そのような疑問を解いていくうちに、私は本書をまとめることを思い立った。うつ病に関係しているといわれるセロトニンやドーパミンなどの神経伝達物質を脳に送り込んでいるのが、腸内細菌だと気づいたからである。腸内細菌がいなければ、せっかくアミノ酸を体内に摂り入れても、セロトニンやドーパミンを脳に送り込むことができない。腸内細菌はビタミンを合成したり、免疫を高めるだけでなく、「幸せ物質」を脳にもたらすという、重要な働きをしていたのである。

現代日本人の食物繊維の摂取量は、戦前に比べて半分以下にまで減ってしまっている。アメリカ人の野菜消費量は年々増加しているのに、日本人のそれは低下しつづけている。日本人の糞便の量は戦前の四〇パーセント近くまで減っている。野菜や食物繊維は、腸内細菌が大好きな餌である。そして、糞便の約半分は腸内細菌なのだ。

日本人の腸内細菌は餌不足のために、急激に減少してしまっていたのである。その結果、セロトニンやドーパミンという「幸せ物質」が脳に届かなくなり、うつ病などの「こころの病」が増えてきたのである。

免疫のおよそ七〇パーセントは腸内細菌が作り、残りの三〇パーセントにこころが関係しているといわれている。本書では、「病は気から」という現象にも注目した。ストレスを感じるとなぜ免疫が低下するのか。笑顔で楽しく過ごすと、なぜ免疫は高まるのか。これらについても、科学的なアプローチを試みたつもりである。

アメリカでは、がんの治療に「サイモントン療法」というイメージトレーニングが取り入れられている。すでに「こころの免疫」を高める時代が到来しているのだ。

近年、日本ではグローバリズムの名の下に、個人が激しい競争にさらされている。企業では、うつ病や精神疾患が急激に増加している。私が社外取締役を務めている、医療相談の会社であるティーペック㈱が、現在最も力を入れているのが、日本企業の従業員のメンタル管理である。本書をまとめるに際しても、砂原健市代表取締役社長にいくつかのヒントをいただいた。ここに感謝の意を表したい。

また、本書の刊行にあたって、編集ばかりでなく、いろいろ助言をいただいた新潮社の辛島美奈さんにも、こころより感謝する次第です。

二〇一一年三月一一日、太平洋三陸沖を震源として発生した巨大地震は、東日本に甚大な被害をもたらした。警察庁の発表によれば、亡くなられた方と行方不明の方を合わせて二万人を超えているという。今回の地震では、さらに福島第一原子力発電所の事故が発生し、日本人はこれまで経験したことのない事態に直面している。被災した方たちが受けるダメージはいかばかりであろうか。早期収拾へむけて懸命の作業が続けられているが、事故の影響は計り知れない。復興への道は、長く険しいものになるだろう。

しかし、日本各地から、そして世界からさまざまな支援の手が差し伸べられ、その優しさに勇気づけられた方も多いのではないだろうか。これからは、すべての人が互いを思いやり、支え合いながら、安心して暮らすことのできる世界を築いていかなければならない。そのためにも、私たちは「こころの免疫力」をつけ、健やかな体とこころを取り戻さなければならないのだと切に思う。

参考文献

第一章
庄司順一「リジリエンスについて」（『人間福祉学研究』 二〇〇九年）
NHK取材班『うつ病治療　常識が変わる』（宝島社　二〇〇九年）
第二章
生田哲『食べ物を変えれば脳が変わる』（PHP新書　二〇〇八年）
藤田紘一郎『アレルギーの9割は腸で治る！』（だいわ文庫　二〇一一年）
藤田紘一郎『ウッふん』（講談社文庫　二〇〇六年）
明川哲也『メキシコ人はなぜハゲないし、死なないのか』（文春文庫　二〇〇八年）
金鋒『乳酸菌革命』（評言社　二〇〇九年）
M・D・ガーション『セカンドブレイン――腸にも脳がある！』（古川奈々子訳　小学館　二〇〇〇年）
須藤信行「腸内細菌と脳腸相関」（『福岡医誌』 二〇〇九年）
第三章
江部康二・大柳珠美『糖尿病のための「糖質オフ」ごちそうごはん』（アスペクト　二〇〇九年）
溝口徹『「うつ」は食べ物が原因だった！』（青春新書INTELLIGENCE　二〇〇九年）
J・フィネガン『危険な油が病気を起こしてる』（今村光一訳　オフィス今村　二〇〇〇年）
山田豊文『病気がイヤなら「油」を変えなさい！――危ない〝トランス脂肪〟だらけの食の改善法』（河出書房新社　二〇〇七年）
第四章
斉藤道雄『治りませんように――べてるの家のいま』（みすず書房　二〇一〇年）
向谷地生良『技法以前――べてるの家のつくりかた』（医学書院　二〇〇九年）

ガボール・マテ『身体が「ノー」と言うとき――抑圧された感情の代価』（伊藤はるみ訳　日本教文社　二〇〇五年）
大熊一夫『精神病院を捨てたイタリア　捨てない日本』（岩波書店　二〇〇九年）
ジル・シュミット『自由こそ治療だ――イタリア精神病院解体のレポート』（半田文穂訳　社会評論社　二〇〇五年）

第五章

S・ロック　D・コリガン『内なる治癒力――こころと免疫をめぐる新しい医学』（田中彰ほか訳　創元社　一九九〇年）
神庭重信『こころと体の対話』（文春新書　一九九九年）
藤田紘一郎「こころとからだの免疫学」（久住眞理監修『心身健康科学概論』人間総合科学大学　二〇〇八年）
中島泉ほか『シンプル免疫学』（南江堂　二〇〇六年）
安保徹『自律神経と免疫の法則』（三和書籍　二〇〇四年）

新潮選書

こころの免疫学《めんえきがく》

著　者………………藤田紘一郎《ふじたこういちろう》

発　行………………2011年8月25日
3　刷………………2011年11月30日

発行者………………佐藤隆信
発行所………………株式会社新潮社
〒162-8711 東京都新宿区矢来町71
電話　編集部 03-3266-5411
読者係 03-3266-5111
http://www.shinchosha.co.jp
印刷所………………錦明印刷株式会社
製本所………………株式会社植木製本所

乱丁・落丁本は、ご面倒ですが小社読者係宛お送り下さい。送料小社負担にてお取替えいたします。
価格はカバーに表示してあります。

ISBN978-4-10-603684-2 C0347

「社会的うつ病」の治し方
人間関係をどう見直すか

斎藤環

薬も休養もとっているのに、なぜいつまでも治らないのか。人間関係の大切さを見直し、「人《ひと》薬《ぐすり》」と「活動」の積極的活用と、細かな対応方針を解説する。

《新潮選書》

「密息」で身体が変わる

中村明一

近代以降百余年、日本人の呼吸は浅く、速くなった。私たちの身体に眠る「息の文化」をいかにして取り戻すか。ナンバ歩き、古武術に続く画期的身体論！

《新潮選書》

西太后の不老術

宮原桂

死ぬまでボケず、メタボなし！ 門外不出の宮中カルテには、健康や痩身ばかりでなく、脳の活性術まで記録されていた――現代人にも役立つ漢方の底力。

《新潮選書》

痛みのサイエンス

半場道子

痛みは我慢すると、より深刻な痛みに変わっていく――最新の医学が発見した驚きのメカニズムを解説しながら、身近な痛みへの正しい対処法を伝授する。

《新潮選書》

精神科医の子育て論

服部祥子

思春期に挫折する子どもが増えてきたのはなぜか？ 成長過程で一つずつ越えねばならぬ問題点を年齢ごとに取り出し、適切な親の手助けを臨床医が語る。

《新潮選書》

ギャンブル依存とたたかう

帚木蓬生

ギャンブル依存者、二〇〇万人?! 庶民の娯楽という美名の陰で、急増する依存者の群れ。深刻な病気のすべてと立ち直りへの道を明らかにする警告の書。

《新潮選書》

昆虫未来学
「四億年の知恵」に学ぶ
藤崎憲治

人は、虫なしでは生きられない！ 昆虫の抜群の環境適応力、優れたデザインや機能を農業・工学・医学分野に応用し、新たな未来を拓く革新的な研究成果。

《新潮選書》

ヒトはなぜ拍手をするのか
動物行動学から見た人間
小林朋道

普段、気にも留めない動作、行動、心理には、遺伝子を次代に残すための理由があった！「ヒトの振る舞い」の原因を追究した納得のポピュラー・サイエンス。

《新潮選書》

「患者様」が医療を壊す
岩田健太郎

医者と患者は対等であるべきだ、という「正しい」言説が、医者も患者も不幸にする。意外な視点から、医療現場の対立構造を解きほぐす、快刀乱麻の一冊。

《新潮選書》

植物力
人類を救うバイオテクノロジー
新名惇彦

植物バイオは、人類存亡の切り札！ 食糧危機、石油の枯渇、深刻化する環境汚染……人類が直面する「二〇五〇年問題」の解決に挑む、科学技術の最先端。

《新潮選書》

「律」に学ぶ生き方の智慧
佐々木閑

日本仏教から失われた律には、生き甲斐を手に入れるためのヒントがある。「本当にやりたいことだけやる人生」を送るため、釈迦が考えた意外な方法とは？

《新潮選書》

利他学
小田亮

人はなぜ他人を助けるのか？ 利他は進化にどう関わるのか？ 生物学や心理学、経済学等の研究成果も含め、人間行動進化学が不可思議なヒトの特性を解明！

《新潮選書》